Emma Deslarzes

Krebs bei Haustieren

Früherkennung, Ursachen, moderne Therapien

Emma Deslarzes
Krebs bei Haustieren
Früherkennung, Ursachen, moderne Therapien

ISBN: 978-3-69035-773-9

Bestellnummer: 2026-1
Auch als eBook verfügbar
(978-3-69035-778-4)

Cover-Gestaltung: Kerstin Laube
Herstellung: Angelika Haase

Copyright: Bremen University Press, 2025.
Fahrenheitstr. 11, 28359 Bremen
bup@bremenuniversitypress.com
www.bremenuniversitypress.com

Die Nutzung des Manuskripts im Ganzen oder in Teilen ohne vorherige schriftliche Zustimmung des Verlags ist nicht zulässig.

Dieses Buch wurde auf umweltfreundlichem Papier aus nachhaltiger Forstwirtschaft gedruckt, um Ressourcen zu schonen und die Umweltbelastung zu minimieren. Durch den Einsatz von Recyclingmaterialien und FSC-zertifiziertem Papier leisten wir einen Beitrag zum Schutz der Wälder und zur Reduzierung des ökologischen Fußabdrucks.

Emma Deslarzes

Krebs bei Haustieren

Früherkennung, Ursachen, moderne Therapien

Übersicht

VORBEMERKUNG		11
1.	EINLEITUNG	13
2.	GRUNDLAGEN DER TUMORBIOLOGIE BEI HAUSTIEREN	20
3.	EPIDEMIOLOGIE UND RISIKOFAKTOREN	36
4.	KLINISCHE SYMPTOME UND VERLAUF VON KREBSERKRANKUNGEN	52
5.	DIAGNOSTISCHE VERFAHREN IN DER VETERINÄRONKOLOGIE	67
6.	KLASSIFIKATION UND STADIENEINTEILUNG VON TUMOREN	84
7.	THERAPEUTISCHE ANSÄTZE UND HEILUNGSVERFAHREN	100
8.	LEBENSQUALITÄT, BETREUUNG UND ETHISCHE ÜBERLEGUNGEN	122
9.	PRÄVENTION UND GESUNDHEITSVORSORGE	130
10.	FORSCHUNG UND ZUKUNFTSPERSPEKTIVEN IN DER VETERINÄRONKOLOGIE	143
11.	RECHTLICHE UND VERSICHERUNGSRELEVANTE RAHMENBEDINGUNGEN	154
12.	ZUKUNFTSAUSSICHTEN UND NEUE HEILUNGSMETHODEN	162

| 13. | SCHLUSSBEMERKUNG | 167 |
| 14. | LITERATURVERZEICHNIS | 170 |

Inhaltsverzeichnis

VORBEMERKUNG   11

1. **EINLEITUNG**   13
1.1 Begriffsklärung: Krebs bei Haustieren – tiermedizinische und biologische Perspektiven   13
1.2 Bedeutung der Krebserkrankungen im veterinärmedizinischen Kontext   14
1.3 Zunahme onkologischer Erkrankungen bei Haustieren im gesellschaftlichen Wandel   15
1.4 Zielsetzung   18

2. **GRUNDLAGEN DER TUMORBIOLOGIE BEI HAUSTIEREN**   20
2.1 Zelluläre und molekulare Grundlagen der Tumorentstehung   20
2.2 Unterschiedliche Tumorarten bei Hunden und Katzen   24
2.3 Genetische, epigenetische und hormonelle Einflüsse   28
2.4 Unterschiede zur humanmedizinischen Onkologie   32

3. **EPIDEMIOLOGIE UND RISIKOFAKTOREN**   36
3.1 Prävalenz und Inzidenz in der Kleintierpraxis   36
3.2 Rassebedingte Dispositionen und genetische Risiken   39
3.3 Umweltfaktoren, Ernährung und Haltungseinflüsse   43
3.4 Altersbedingte Aspekte und hormonelle Statusveränderungen   47

4. **KLINISCHE SYMPTOME UND VERLAUF VON KREBSERKRANKUNGEN**   52
4.1 Früherkennung und klinische Leitsymptome   52

4.2	Organbezogene Manifestationen und atypische Verläufe	55
4.3	Unterschiede in der Symptomatik zwischen Hund und Katze	59
4.4	Verhalten und Schmerz als diagnostische Indikatoren	62

5.	**DIAGNOSTISCHE VERFAHREN IN DER VETERINÄRONKOLOGIE**	**67**
5.1	Allgemeine tiermedizinische Untersuchungstechniken	67
5.2	Bildgebende Verfahren: Röntgen, Ultraschall, CT und MRT	70
5.3	Zytologische und histopathologische Methoden	73
5.4	Tumormarker, genetische Tests und Labordiagnostik	76
5.5	Rolle der Telemedizin in der Krebsdiagnostik bei Haustieren	80

6.	**KLASSIFIKATION UND STADIENEINTEILUNG VON TUMOREN**	**84**
6.1	TNM-System in der Tiermedizin	84
6.2	Grading und Histologie der Tumoren	88
6.3	Relevanz der Stadieneinteilung für Therapieentscheidungen	91
6.4	Prognoseabschätzung und individuelle Verlaufserwartung	95

7.	**THERAPEUTISCHE ANSÄTZE UND HEILUNGSVERFAHREN**	**100**
7.1	Chirurgische Therapieformen und deren Grenzen	100
7.2	Strahlentherapie in der Kleintieronkologie	104
7.3	Chemotherapie: Protokolle, Wirkstoffe und Nebenwirkungen	108
7.4	Immuntherapie, zielgerichtete Therapie und personalisierte Ansätze	112
7.5	Stammzellbasierte Therapien und regenerative Medizin	116
7.6	Alternativmedizinische Methoden und deren wissenschaftliche Bewertung	119

7.7 Palliativmedizinische Maßnahmen bei nicht kurativen Fällen 120

8. LEBENSQUALITÄT, BETREUUNG UND ETHISCHE ÜBERLEGUNGEN 122

8.1 Lebensqualitätseinschätzung aus tiermedizinischer Sicht 122

8.2 Kommunikation zwischen Tierarzt, Tierhalter und ggf. Psychologen 126

8.3 Ethische Aspekte der Therapieentscheidung 127

8.4 Hospizversorgung und Sterbebegleitung bei Tieren 128

9. PRÄVENTION UND GESUNDHEITSVORSORGE 130

9.1 Impfungen, Kastration und Vorsorgeuntersuchungen 130

9.2 Ernährung, Bewegung und Vermeidung von Risikofaktoren 134

9.3 Genetisches Screening bei Zuchttieren 138

9.4 Aufklärung und Schulung der Tierhalter 141

10. FORSCHUNG UND ZUKUNFTSPERSPEKTIVEN IN DER VETERINÄRONKOLOGIE 143

10.1 Aktuelle Studienlage und translationaler Forschungsstand 143

10.2 Integration von KI, Big Data und molekularer Diagnostik 147

10.3 Entwicklung innovativer Therapieansätze 148

10.4 Interdisziplinäre Zusammenarbeit mit der Humanmedizin 152

11. RECHTLICHE UND VERSICHERUNGSRELEVANTE RAHMENBEDINGUNGEN 154

11.1 Haftungsfragen im Zusammenhang mit Diagnostik und Therapie 154

11.2 Rolle der Tierkrankenversicherung bei onkologischen Erkrankungen 158

11.3	Aufklärungspflichten und Einwilligung der Halter	159
11.4	Dokumentations- und Meldepflichten bei bestimmten Tumoren	160
12.	**ZUKUNFTSAUSSICHTEN UND NEUE HEILUNGSMETHODEN**	**162**
13.	**SCHLUSSBEMERKUNG**	**167**
14.	**LITERATURVERZEICHNIS**	**170**

Hinweise:

- Dieses Buch ist modular aufgebaut, sodass jedes Kapitel auch eigenständig gelesen werden kann, ohne dass zwingend auf andere zurückgegriffen werden muss.
- Bearbeitungsstand: März 2025

Der Verlag

Vorbemerkung

Die Diagnose Krebs ist ein Wort, das mit Angst, Unsicherheit und Schmerz belegt ist – nicht nur in der Humanmedizin, sondern auch im tiermedizinischen Alltag. Wenn ein Haustier, das Teil der Familie ist, an einer Tumorerkrankung leidet, stehen Tierärztinnen, Tierärzte und Halter gleichermaßen vor schwierigen Entscheidungen, medizinischen Herausforderungen und emotionalen Grenzsituationen. Die Behandlung onkologischer Erkrankungen bei Haustieren ist dabei längst kein Randthema mehr – sie ist heute ein integraler Bestandteil der modernen Kleintiermedizin und ein Spiegel unseres sich wandelnden Verständnisses von Tiergesundheit, Verantwortung und Fürsorge.

Dieses Buch wurde aus der Überzeugung heraus geschrieben, dass die Onkologie in der Tiermedizin nicht nur durch technologischen Fortschritt und therapeutische Innovationen vorangebracht wird, sondern ebenso durch Wissen, Aufklärung, ethische Reflexion und Empathie. Es soll kein reines Nachschlagewerk sein, sondern eine systematische und zugleich tiefgehende Auseinandersetzung mit allen Aspekten der Krebserkrankung beim Haustier – von den biologischen Grundlagen über die klinische Praxis bis hin zur Frage, was ein würdevolles Leben und ein verantwortungsvoller Abschied bedeuten können.

Die Struktur dieses Werkes folgt einem interdisziplinären Verständnis der tiermedizinischen Onkologie: Es verbindet molekulare Erkenntnisse mit klinischer Erfahrung, beleuchtet Diagnostik und Therapie ebenso wie Prävention, Betreuung und Zukunftsperspektiven. Dabei richtet sich das Buch bewusst nicht ausschließlich an Fachleute der Tiermedizin, sondern auch an interessierte Tierhalterinnen und Tierhalter, die mit einer Krebsdiagnose konfrontiert sind und eine verlässliche, differenzierte Orientierung suchen.

Zugleich versteht sich dieses Buch als Brücke zwischen Wissenschaft und Praxis. Es soll helfen, fundierte Entscheidungen zu treffen, Vertrauen in therapeutische Prozesse zu stärken und nicht zuletzt auch die emotionale Komplexität der Krebsbehandlung bei Haustieren ernst zu nehmen. Denn jede medizinische Entscheidung ist auch eine menschliche – getragen von der Liebe zum Tier, vom Respekt vor seinem Leben und vom Streben nach einer Medizin, die mehr ist als das bloße Anwenden technischer Mittel.

Ich danke allen Tierärztinnen und Tierärzten, Forscherinnen und Forschern, Pflegerinnen und Pflegern, die täglich mit Kompetenz und Mitgefühl für das Leben unserer Haustiere eintreten. Mein Dank gilt ebenso den Tierhalterinnen und Tierhaltern, die mit Mut, Geduld und Hingabe bereit sind, ihren Tieren auch auf schwierigen Wegen zur Seite zu stehen.

Dieses Buch ist ihnen allen gewidmet.

1. Einleitung

1.1 Begriffsklärung: Krebs bei Haustieren – tiermedizinische und biologische Perspektiven

Die Diagnose einer Krebserkrankung bei einem Haustier stellt für Tierhalter wie auch für Veterinärmediziner eine besondere Herausforderung dar. Krebs, medizinisch als maligne Neoplasie bezeichnet, ist bei Haustieren – insbesondere bei Hunden und Katzen – eine zunehmend häufige Erkrankung, die in den letzten Jahrzehnten an veterinärmedizinischer Bedeutung gewonnen hat. Die Ursachen hierfür sind vielfältig und reichen von einer verbesserten Diagnostik über eine gestiegene Lebenserwartung der Tiere bis hin zu Umweltfaktoren und rassespezifischen Prädispositionen. Die Auseinandersetzung mit diesem Thema erfordert eine fundierte Kenntnis biologischer, diagnostischer, therapeutischer und auch ethischer Dimensionen, um den betroffenen Tieren eine angemessene Behandlung und den Tierhaltern eine verständliche, nachvollziehbare Begleitung zu ermöglichen.

Unter dem Begriff „Krebs bei Haustieren" werden in diesem Werk sämtliche bösartigen Tumorerkrankungen subsumiert, die im Rahmen der tierärztlichen Praxis von klinischer Relevanz sind. Die tiermedizinische Perspektive unterscheidet sich dabei in vielen Punkten von der humanmedizinischen Onkologie, etwa im Hinblick auf

Diagnosestrategien, therapeutische Entscheidungsprozesse oder auch den Umgang mit dem Patienten, der seine Beschwerden nicht sprachlich äußern kann. Dies macht eine besonders sorgfältige, aufmerksame und strukturierte Herangehensweise erforderlich, die sowohl veterinärmedizinische Fachkenntnis als auch Empathie gegenüber Tier und Halter voraussetzt. Zugleich erfordert das Thema eine intensive Auseinandersetzung mit biologischen Grundlagen der Tumorentstehung, mit epidemiologischen Beobachtungen, mit technologischen Fortschritten in Diagnostik und Therapie sowie mit gesellschaftlichen Entwicklungen, die das Verhältnis zwischen Mensch und Tier verändern.

1.2 Bedeutung der Krebserkrankungen im veterinärmedizinischen Kontext

Die Krebserkrankung bei Haustieren ist nicht nur eine medizinische Problematik, sondern auch ein emotional und sozial aufgeladener Prozess, der von Unsicherheit, Hoffnung, Ohnmacht und Entscheidungsnot begleitet wird. Die Rolle des Haustieres als Familienmitglied rückt dabei zunehmend in den Vordergrund, wodurch sich auch die Erwartungshaltung an tierärztliche Betreuung verändert hat. Während in früheren Jahrzehnten eine Krebsdiagnose häufig das unausweichliche Ende bedeutete, steht heute ein breites Spektrum therapeutischer Optionen zur Verfügung, das von chirurgischen Eingriffen über Strahlentherapie bis hin zu medikamentöser Behandlung und palliativmedizinischer Begleitung reicht. In der modernen Tiermedizin ist es daher unerlässlich, nicht nur den Tumor selbst zu bekämpfen, sondern auch die Lebensqualität des betroffenen Tieres zu erhalten und die Halter verantwortungsvoll in die Entscheidungsfindung einzubeziehen.

1.3 Zunahme onkologischer Erkrankungen bei Haustieren im gesellschaftlichen Wandel

Es ist heute gut belegt, dass Krebserkrankungen bei Hunden und Katzen häufiger diagnostiziert werden als noch vor einigen Jahrzehnten. Diese Entwicklung ist allerdings nicht allein auf eine tatsächliche Zunahme der Tumorbildung zurückzuführen, sondern auf ein Zusammenspiel mehrerer Faktoren, die teils biologischer, teils technischer oder umweltbezogener Natur sind. Einer der wichtigsten Gründe liegt in der deutlich gestiegenen Lebenserwartung vieler Haustiere. Durch Fortschritte in der tiermedizinischen Versorgung, eine verbesserte Ernährung, konsequente Vorsorgemaßnahmen und eine erhöhte Sensibilität der Halter für gesundheitliche Veränderungen erreichen viele Hunde und Katzen heute ein Alter, das früher selten war. Da die Mehrzahl aller Krebserkrankungen im höheren Lebensalter auftritt, führt die längere Lebensspanne unweigerlich dazu, dass auch die Wahrscheinlichkeit für das Auftreten von Tumoren steigt.

Darüber hinaus hat sich die tierärztliche Diagnostik erheblich weiterentwickelt. Moderne bildgebende Verfahren wie Computertomographie oder Magnetresonanztomographie, molekularbiologische Diagnosen, Feinnadelbiopsien sowie umfassendere labormedizinische Möglichkeiten machen es heute einfacher denn je, auch kleinere oder tiefer liegende Tumoren frühzeitig zu erkennen. Viele Tumoren, die früher schlicht unerkannt geblieben wären, werden heute diagnostiziert, dokumentiert und behandelt. Das führt statistisch betrachtet zu einem scheinbaren Anstieg, auch wenn ein Teil davon auf eine höhere Entdeckungsrate zurückzuführen ist.

Neben diesen medizinisch-technischen Faktoren spielen auch Veränderungen in der Umwelt eine Rolle. Die zunehmende Belastung mit Umweltgiften, Pestiziden, Feinstaub, Autoabgasen oder Tabakrauch hat nicht nur beim Menschen, sondern auch bei Haustieren zur Zunahme zellschädigender Prozesse beigetragen. Studien haben gezeigt, dass Katzen, die in Raucherhaushalten leben, ein signifikant erhöhtes Risiko für bestimmte Tumorarten aufweisen. Auch Hunde, die regelmäßig auf belasteten Böden oder in stark verkehrsbelasteten Regionen Gassi geführt werden, sind erhöhten Risikofaktoren ausgesetzt. Hinzu kommt, dass der Lebensstil vieler Haustiere dem von Menschen zunehmend ähnelt: Bewegungsmangel, Übergewicht, hormonelle Dysbalancen und der ständige Kontakt mit synthetischen

Stoffen oder stark verarbeiteten Futtermitteln können ebenfalls krebsauslösende Prozesse begünstigen.

Ein weiterer Aspekt ist die genetische Prädisposition. Im Zuge der zunehmenden Reinzucht bestimmter Hunderassen sind auch Erbkrankheiten, darunter eine genetische Anfälligkeit für bestimmte Tumorarten, vermehrt aufgetreten. Besonders bei großwüchsigen oder stark selektierten Rassen wie dem Boxer, Rottweiler oder Bernhardiner gibt es Häufungen bestimmter Krebserkrankungen. Auch bei Katzen gibt es Hinweise auf eine genetisch bedingte erhöhte Anfälligkeit für Tumore, etwa bei bestimmten Linien der Siamkatze oder bei langhaarigen Rassen.

Nicht zuletzt spielt auch die Veränderung in der Wahrnehmung von Tieren als Familienmitglieder eine Rolle. Viele Tierhalter sind heute bereit, auch bei älteren oder chronisch kranken Tieren umfangreiche Diagnostik und Therapien in Anspruch zu nehmen. Das erhöht nicht nur die Überlebenszeit, sondern trägt auch dazu bei, dass Erkrankungen wie Krebs häufiger erkannt und dokumentiert werden. Die erhöhte Aufmerksamkeit führt also zu einer verbesserten Datengrundlage, aus der sich epidemiologisch eine Häufung ergibt, selbst wenn das biologische Krebsrisiko in absoluten Zahlen möglicherweise nicht stark gestiegen ist.

1.4 Zielsetzung

Ziel dieses Werkes ist es, eine umfassende Darstellung des aktuellen Wissensstandes zur Krebserkrankung bei Haustieren zu geben und dabei sowohl biologische, diagnostische und therapeutische Aspekte zu behandeln als auch ethische und emotionale Gesichtspunkte zu beleuchten. Dabei wird besonderer Wert auf eine verständliche, zugleich jedoch präzise und wissenschaftlich fundierte Darstellung gelegt, die sich sowohl an tiermedizinisch vorgebildete Leser als auch an interessierte Tierhalter richtet. Die Ausführungen sollen dazu beitragen, die komplexen Zusammenhänge zwischen Tumorbiologie, Diagnostik, Therapieoptionen und der individuellen Betreuung betroffener Tiere zu verdeutlichen und dabei aktuelle Entwicklungen ebenso zu berücksichtigen wie bewährte klinische Praktiken.

Der Aufbau des Werkes folgt einer systematischen Gliederung: Nach der grundlegenden Einführung in die Tumorbiologie werden die wichtigsten epidemiologischen Faktoren und Risikogruppen bei Haustieren vorgestellt. Es folgen detaillierte Kapitel zur klinischen Symptomatik, zu modernen diagnostischen Verfahren, zur Stadieneinteilung und Klassifikation von Tumoren sowie zur breiten Palette therapeutischer Maßnahmen, die der Tiermedizin heute zur Verfügung stehen. Besondere Beachtung finden dabei auch Fragen der Lebensqualität, der ethischen Entscheidungsfindung und der Betreuung von Tierhaltern in belastenden

Situationen. Abschließend werden aktuelle Forschungsansätze und zukünftige Perspektiven diskutiert, um einen Ausblick auf mögliche Fortschritte in der veterinäronkologischen Versorgung zu geben.

Auf diese Weise soll ein Werk entstehen, das nicht nur als Nachschlagewerk dient, sondern auch ein vertieftes Verständnis für die vielschichtige Realität von Krebserkrankungen bei Haustieren vermittelt und zur Verbesserung der tierärztlichen Praxis beiträgt.

2. Grundlagen der Tumorbiologie bei Haustieren

2.1 Zelluläre und molekulare Grundlagen der Tumorentstehung

Die Tumorbiologie stellt ein zentrales Element im Verständnis onkologischer Prozesse dar, nicht nur in der Humanmedizin, sondern zunehmend auch in der Veterinärmedizin. Sie liefert die wesentlichen Grundlagen dafür, wie Krebserkrankungen entstehen, wie sie sich im Organismus entwickeln und ausbreiten und auf welche Weise therapeutische Interventionen ansetzen können. Das Verständnis dieser biologischen Prozesse erlaubt nicht nur eine fundierte klinische Einschätzung, sondern eröffnet auch Perspektiven für gezielte, individualisierte Behandlungsstrategien. Gerade in der tiermedizinischen Onkologie, die in den letzten Jahren erhebliche Fortschritte gemacht hat, ist die Beschäftigung mit der molekularen Pathogenese von Tumoren unerlässlich, um Haustiere mit bösartigen Erkrankungen nicht nur symptomatisch, sondern kausal und langfristig wirksam zu behandeln. In dieser Hinsicht zeigt sich, dass viele Prinzipien der Tumorentstehung, des Wachstums und der Metastasierung bei Tieren und Menschen weitgehend identisch sind, was eine Übertragung humanmedizinischer Forschungsergebnisse auf die Veterinärmedizin grundsätzlich erleichtert. Gleichzeitig existieren jedoch artspezifische Unterschiede in der Zellbiologie, der Immunantwort sowie in der pharmakokinetischen

Reaktion auf therapeutische Wirkstoffe, die eine differenzierte Betrachtung erforderlich machen.

Der Beginn eines Tumorprozesses ist stets in der Entgleisung der Zellteilung zu suchen. In gesunden Geweben wird der Zellzyklus durch eine Vielzahl komplexer regulatorischer Mechanismen streng kontrolliert. Diese Mechanismen überwachen jede Phase der Zellteilung, von der DNA-Replikation über die Mitose bis hin zur Zellteilung, und entscheiden darüber, ob eine Zelle sich teilen darf, ob sie in ein Ruhestadium übergeht oder ob sie sich selbst kontrolliert durch Apoptose eliminiert. Die Integrität dieser Kontrollmechanismen ist entscheidend für die Gewebshomöostase, also für das Gleichgewicht zwischen Zellneubildung, Differenzierung und Zelltod. Kommt es jedoch zu Störungen in einem oder mehreren dieser Kontrollpunkte, kann sich eine Zelle der physiologischen Regulation entziehen. Solche Störungen können auf eine Vielzahl unterschiedlicher Ursachen zurückzuführen sein. Besonders relevant sind genetische Mutationen, die entweder spontan auftreten oder durch exogene Noxen wie Strahlung, chemische Karzinogene oder bestimmte Viren induziert werden. Auch epigenetische Veränderungen, also reversible Modifikationen der Genexpression ohne Änderung der DNA-Sequenz, können zu einer Enthemmung des Zellzyklus beitragen.

Einmal initiiert, beginnt die betroffene Zelle sich unabhängig von den normalen Regulationssignalen zu teilen. Dies führt zur Entstehung eines klonal expandierenden Zellverbandes, dessen Zellen genetisch identisch und in ihrer biologischen Charakteristik oft aggressiv verändert sind. Die entstehenden Tumormassen können in ihrem biologischen Verhalten sehr unterschiedlich sein. Gutartige Tumoren wachsen meist langsam, zeigen keine Invasion des umgebenden Gewebes und bilden keine Metastasen. Sie können jedoch durch Raumforderung, Druck auf benachbarte Strukturen oder hormonelle Aktivität erhebliche klinische Probleme verursachen. Bösartige Tumoren hingegen zeichnen sich durch unkontrolliertes, infiltrierendes Wachstum aus, durch Zerstörung des umliegenden Gewebes sowie durch die Fähigkeit, über Blut- oder Lymphbahnen in andere Körperregionen zu streuen und dort Tochtergeschwülste – sogenannte Metastasen – zu bilden.

Die Fähigkeit zur Metastasierung ist ein entscheidendes Merkmal maligner Tumoren und stellt eine der größten therapeutischen Herausforderungen dar. Sie setzt voraus, dass einzelne Tumorzellen die Zelladhäsion verlieren, sich vom Primärtumor lösen, in Gefäße eindringen, im Kreislauf überleben, an entfernten Organen anhaften und dort erneut proliferieren. Jede dieser Phasen wird von spezifischen molekularen Mechanismen gesteuert, die in der modernen Tumorforschung intensiv untersucht werden. Ziel ist es, jene Signalwege zu identifizieren, die für das invasive und metastatische Verhalten von Tumorzellen verantwortlich sind, um gezielte pharmakologische Interventionen zu entwickeln, die diese Prozesse hemmen können.

Ein weiteres zentrales Element in der Tumorbiologie ist das Tumormikromilieu. Tumorzellen befinden sich nicht isoliert im Gewebe, sondern stehen in ständiger Wechselwirkung mit ihrer Umgebung, also mit Bindegewebszellen, Immunzellen, Gefäßen und der extrazellulären Matrix. Dieses Milieu kann das Wachstum und die Therapieresistenz von Tumoren maßgeblich beeinflussen. Beispielsweise können Tumorzellen durch Ausschüttung bestimmter Zytokine und Wachstumsfaktoren die Angiogenese stimulieren, also die Neubildung von Blutgefäßen, um die eigene Versorgung mit Sauerstoff und Nährstoffen sicherzustellen. Gleichzeitig können sie durch immunmodulatorische Mechanismen die Immunantwort des Wirts unterdrücken, was ihnen ein nahezu ungestörtes Überleben ermöglicht.

Zusammenfassend zeigt sich, dass die Tumorbiologie ein vielschichtiges, dynamisches Geschehen darstellt, das aus einem komplexen Zusammenspiel genetischer, epigenetischer, zellulärer und umweltbedingter Faktoren resultiert. Für die tiermedizinische Praxis bedeutet dies, dass eine erfolgreiche Krebstherapie nicht allein auf chirurgischen oder pharmakologischen Maßnahmen beruhen kann, sondern einer integrativen Herangehensweise bedarf, die auf einem tiefgreifenden Verständnis der biologischen Grundlagen basiert. Nur so lassen sich Therapien entwickeln, die nicht nur auf das Tumorwachstum abzielen, sondern auch auf dessen molekulare Ursachen und systemische Konsequenzen. Diese Perspektive ist entscheidend, um langfristig eine Verbesserung der Lebensqualität und Überlebenszeit krebskranker Haustiere zu erreichen.

2.2 Unterschiedliche Tumorarten bei Hunden und Katzen

Die Vielfalt der Tumorerkrankungen bei Hunden und Katzen spiegelt sich in der Vielzahl der Gewebearten wider, aus denen maligne oder benigne Neubildungen hervorgehen können. Eine grundlegende Systematik ergibt sich aus der Zuordnung des jeweiligen Tumors zu seinem Ursprungsgewebe. Diese Unterscheidung ist nicht nur für die histologische Diagnose von Bedeutung, sondern hat tiefgreifende Auswirkungen auf die therapeutische Entscheidungsfindung sowie auf die Prognose der jeweiligen Erkrankung. Tumoren unterscheiden sich nämlich in ihrem biologischen Verhalten, ihrer Wachstumsgeschwindigkeit, ihrer Tendenz zur Metastasierung und in ihrer Empfindlichkeit gegenüber therapeutischen Maßnahmen erheblich – je nachdem, ob sie von Epithel-, Binde-, Muskel-, Blut- oder Nervengewebe ausgehen.

Epitheliale Tumoren zählen zu den häufigsten Neoplasien bei Haustieren. Sie entstehen aus Zellen des

Epithelgewebes, das die äußere Haut sowie die inneren und äußeren Schleimhäute auskleidet. In diese Kategorie fallen unter anderem Plattenepithelkarzinome, Adenokarzinome der Speicheldrüsen, Milchdrüsenkarzinome oder Tumoren des gastrointestinalen Trakts. Epitheliale Tumoren sind oft gut abgrenzbar und neigen, abhängig vom Differenzierungsgrad und der Tumorart, unterschiedlich stark zur Metastasierung. Bei Katzen sind insbesondere die Adenokarzinome der Milchdrüse gefürchtet, da sie in der Regel eine aggressive Biologie aufweisen und frühzeitig metastasieren. Bei Hunden hingegen treten häufiger gutartige Epithelneoplasien auf, etwa benigne Adenome, die chirurgisch gut behandelbar sind. Die Therapie epithelialer Tumoren basiert häufig auf chirurgischer Entfernung in Kombination mit adjuvanter Chemotherapie, wobei auch Strahlentherapie bei bestimmten Lokalisationen, etwa im Kopf-Hals-Bereich, Anwendung finden kann.

Mesenchymale Tumoren gehen aus dem embryonalen Mesenchym hervor und betreffen somit alle Gewebe, die sich aus dem Binde-, Knochen-, Muskel-, Knorpel- oder Fettgewebe entwickeln. Diese Gruppe umfasst eine Vielzahl von Sarkomen, etwa Fibrosarkome, Hämangiosarkome, Osteosarkome oder Liposarkome. Charakteristisch für mesenchymale Tumoren ist ihre oft infiltrative Wuchsform. Sie wachsen diffus ins umgebende Gewebe hinein und sind deshalb häufig schwer vollständig zu entfernen. Auch ihre Metastasierung verläuft in der Regel hämatogen, also über die Blutbahn, und manifestiert sich typischerweise in der Lunge oder in parenchymatösen Organen. Besonders beim Osteosarkom des Hundes, das bevorzugt an den langen Röhrenknochen größerer Rassen auftritt, ist eine systemische Ausbreitung bereits zum Zeitpunkt der Erstdiagnose wahrscheinlich. Die Therapie dieser Tumoren stellt hohe Anforderungen an die chirurgische Präzision, erfordert oft radikale Eingriffe wie Amputationen und wird in vielen Fällen durch eine Chemotherapie ergänzt, um mikroskopische Metastasen zu bekämpfen.

Eine weitere bedeutsame Tumorkategorie bilden die hämatopoetischen und lymphatischen Neoplasien. Sie umfassen Lymphome (Lymphknoten), Leukämien, Plasmozytome und andere maligne Veränderungen des blutbildenden Systems. Im Gegensatz zu soliden Tumoren manifestieren sich diese Erkrankungen meist systemisch, betreffen also mehrere Organe gleichzeitig und lassen sich oft nicht chirurgisch entfernen. Das Lymphom ist bei Hunden eine der häufigsten malignen Erkrankungen und kann verschiedene Verlaufsformen annehmen – von der hochmalignen, rasch progredienten Form bis hin zu chronisch verlaufenden Subtypen mit geringerer Aggressivität. Bei Katzen tritt das alimentäre Lymphom besonders häufig auf, das vor allem den Magen-Darm-Trakt betrifft. Die Therapie hämatopoetischer Tumoren erfolgt nahezu ausschließlich medikamentös. Die Kombination verschiedener Zytostatika nach standardisierten Protokollen kann in vielen Fällen zu einer

Remission führen und die Lebensqualität der Tiere erheblich verbessern. Dennoch bleibt die Prognose oft abhängig vom Stadium der Erkrankung, der betroffenen Zelllinie und dem Ansprechen auf die Behandlung.

Über diese großen Hauptkategorien hinaus existieren zahlreiche weitere Tumorarten, etwa neuroendokrine Tumoren, Melanome, Mastzelltumoren oder Tumoren des zentralen Nervensystems, die jeweils eigene biologisch-therapeutische Besonderheiten aufweisen. Besonders Mastzelltumoren verdienen in der Veterinärmedizin Aufmerksamkeit, da sie bei Hunden eine der häufigsten Hautneoplasien darstellen und ein extrem variables biologisches Verhalten zeigen. Von vollständig harmlosen, lokal begrenzten Tumoren bis hin zu hochmalignen, metastasierenden Formen ist das gesamte Spektrum vertreten. Die Therapie kann chirurgisch, medikamentös oder strahlenbiologisch erfolgen, wobei molekulare Marker wie der Ki-67-Proliferationsindex oder c-kit-Mutationen heute zunehmend zur prognostischen Einschätzung herangezogen werden.

Insgesamt lässt sich festhalten, dass die Einteilung von Tumoren nach dem Ursprungsgewebe nicht nur der Klassifikation und Nomenklatur dient, sondern ein fundamentales Werkzeug für die klinische Entscheidungsfindung ist. Sie erlaubt eine präzisere Prognoseabschätzung, eine differenzierte Therapieplanung und ist Voraussetzung für die Entwicklung zukunftsweisender, individualisierter

Behandlungsstrategien. Die Kenntnis der unterschiedlichen Tumorarten bei Hunden und Katzen ist damit nicht nur für Pathologen und Onkologen, sondern für alle in der Kleintiermedizin tätigen Tierärztinnen und Tierärzte von grundlegender Bedeutung.

2.3 Genetische, epigenetische und hormonelle Einflüsse

Die genetische Grundlage der Tumorentstehung bei Haustieren rückt zunehmend in den Fokus veterinärmedizinischer Forschung, da sie wertvolle Einsichten in die molekularen Mechanismen liefert, die der Entstehung und dem Fortschreiten von Neoplasien zugrunde liegen. Es ist inzwischen gut belegt, dass zahlreiche Tumoren bei Hunden und Katzen durch spezifische genetische Veränderungen ausgelöst oder zumindest begünstigt werden. Besonders hervorzuheben sind Mutationen in Onkogenen, also Genen, die bei Aktivierung das Zellwachstum fördern, sowie in Tumorsuppressorgenen, deren Funktion in der Kontrolle des Zellzyklus und der Induktion von Apoptose besteht. Ebenso bedeutsam sind Defekte in Genen, die für die Reparatur von DNA-Schäden verantwortlich sind, da solche Defekte eine Akkumulation von Mutationen begünstigen und somit eine Tumorprogression fördern können.

Ein eindrucksvolles Beispiel für die genetische Prädisposition ist die beobachtbare rassespezifische Häufung bestimmter Tumorarten. So ist etwa das Osteosarkom bei großwüchsigen Hunderassen wie der Deutschen Dogge, dem Rottweiler oder dem Irischen Wolfshund überdurchschnittlich häufig vertreten. Die hohe Inzidenz dieser aggressiven Knochentumoren lässt sich nicht allein durch biomechanische Faktoren wie das Körpergewicht erklären, sondern deutet auf eine genetisch verankerte Anfälligkeit hin, die durch gezielte Züchtung ungewollt verstärkt worden sein könnte. Ähnliches gilt für Mastzelltumoren, die bei Boxern eine auffällige Häufung zeigen. Auch hier legen molekulargenetische Untersuchungen nahe, dass bestimmte Mutationen, etwa im c-kit-Gen, eine zentrale Rolle bei der Tumorentstehung spielen. Diese genetischen Veränderungen lassen sich inzwischen teilweise durch molekulare Diagnostik nachweisen und eröffnen neue Wege für gezielte Therapien.

Neben diesen fest etablierten genetischen Ursachen gewinnen epigenetische Veränderungen zunehmend an Bedeutung in der Erforschung der Tumorbiologie. Anders als genetische Mutationen verändern epigenetische Modifikationen nicht die Sequenz des Erbguts, sondern steuern die Genaktivität durch reversible biochemische Prozesse. Zu diesen zählen die DNA-Methylierung, bei der Methylgruppen an die DNA angehängt und dadurch Gene zum Schweigen gebracht werden, die Modifikation von

Histonproteinen, welche die Verpackung der DNA im Zellkern regulieren, sowie die Expression von mikroRNAs, die gezielt die Translation bestimmter mRNA-Moleküle hemmen können. Diese epigenetischen Prozesse reagieren äußerst sensibel auf externe Reize und Umweltfaktoren, was sie zu einem Schlüsselfeld in der Frage macht, wie Umwelt und Genetik bei der Tumorentstehung zusammenwirken. Insbesondere Einflüsse wie chemische Karzinogene, chronische Entzündungen, hormonelle Dysbalancen oder Fehlernährung können epigenetische Muster nachhaltig verändern und so zur malignen Transformation von Zellen beitragen. Die Reversibilität epigenetischer Modifikationen macht sie zugleich zu einem vielversprechenden therapeutischen Ziel, das in der Humanmedizin bereits intensiv erforscht wird und zunehmend auch in die veterinäronkologische Forschung Eingang findet.

Ein weiterer wichtiger Aspekt in der genetischen und epigenetischen Tumorbiologie betrifft hormonell gesteuerte Tumoren. Besonders relevant sind hier Neoplasien der Milchdrüse, der Hoden und der Schilddrüse. Diese Tumorarten sind oftmals eng an den Hormonhaushalt des Organismus gekoppelt und zeigen eine Abhängigkeit von hormonellen Stimuli für ihr Wachstum und ihre Differenzierung. So ist bekannt, dass nicht kastrierte Hündinnen ein deutlich erhöhtes Risiko für die Entwicklung von Mammatumoren aufweisen, wobei dieser Zusammenhang mit dem Einfluss weiblicher Sexualhormone auf das Epithelgewebe der Milchdrüse erklärt wird. Auch bei Hodentumoren, die insbesondere bei kryptorchiden Rüden gehäuft auftreten, spielen hormonelle Einflüsse eine maßgebliche Rolle. Bei Schilddrüsentumoren wiederum ist häufig eine Dysregulation der hormonellen Feedbackschleifen beteiligt, die zu proliferativen Veränderungen führen kann. In der modernen Onkologie werden daher zunehmend hormonelle Rezeptoren auf Tumorzellen untersucht, um das therapeutische Potenzial einer hormonellen Blockade oder Modulation besser zu verstehen und gezielt nutzen zu können.

Insgesamt zeigt sich, dass genetische Prädispositionen, epigenetische Steuermechanismen und hormonelle Einflüsse gemeinsam ein komplexes Netzwerk bilden, das die Entstehung und das Fortschreiten von Tumorerkrankungen bei Haustieren bestimmt. Dieses Netzwerk zu entschlüsseln, ist eine der großen Herausforderungen der veterinärmedizinischen Onkologie und gleichzeitig eine der aussichtsreichsten Perspektiven für die Entwicklung neuer, individualisierter Diagnose- und Therapieformen. Ein tieferes Verständnis dieser biologischen Grundlagen ermöglicht es, Tiere mit erhöhtem genetischem Risiko frühzeitig zu identifizieren, vorbeugende Maßnahmen zu ergreifen, zielgerichtete Therapien zu entwickeln und damit die Prognose krebskranker Hunde und Katzen substanziell zu verbessern.

2.4 Unterschiede zur humanmedizinischen Onkologie

Im Vergleich zur Humanmedizin offenbart die Tumorbiologie bei Haustieren eine Vielzahl spezifischer Eigenheiten, die nicht nur aus klinischer Sicht relevant sind, sondern auch grundlegende Rückschlüsse auf das Zusammenspiel von Genetik, Umwelt und Verhalten im Kontext der Krebsentstehung zulassen. Ein besonders hervorstechendes Merkmal ist die unterschiedliche Spontaninzidenz bestimmter Tumorarten zwischen Mensch und Tier. Während einige Krebserkrankungen beim Menschen besonders häufig auftreten, sind andere Formen wiederum bei Hunden oder Katzen überrepräsentiert, was auf artspezifische biologische Eigenschaften ebenso wie auf unterschiedliche Umweltbelastungen, Verhaltensmuster und Lebensgewohnheiten hinweist. So treten bei Hunden etwa Mastzelltumoren, Lymphome oder Osteosarkome in weit höherer Frequenz auf als beim Menschen, wohingegen Leber- und Bauchspeicheldrüsenkarzinome im Vergleich seltener sind. Bei Katzen wiederum ist das alimentäre Lymphom besonders häufig, während andere Tumorformen wie Schilddrüsenkarzinome verhältnismäßig selten auftreten. Diese Unterschiede erlauben nicht nur Rückschlüsse auf rassespezifische genetische Dispositionen oder exogene Risikofaktoren, sondern ermöglichen auch eine gezielte vergleichende Betrachtung von Krankheitsverläufen, therapeutischer Ansprechbarkeit und molekularen Pathomechanismen.

Ein herausragender Aspekt der veterinärmedizinischen Tumorforschung liegt in der Möglichkeit, das natürliche Krankheitsgeschehen bei Haustieren zu beobachten und zu analysieren. Im Gegensatz zu künstlich induzierten Tumormodellen in der Labortierforschung entwickeln Hunde und Katzen ihre Tumorerkrankungen spontan, also unter realen Bedingungen, was sie zu besonders wertvollen Modellen für die vergleichende Onkologie macht. Diese Disziplin, die sich mit der Überschneidung von human- und tiermedizinischer Krebsforschung befasst, gewinnt zunehmend an Bedeutung. Haustiere, insbesondere Hunde, dienen heute in vielen translationalen Studien als Brücke zwischen präklinischer Grundlagenforschung und klinischer Anwendung beim Menschen. Sie bieten durch ihre genetische Vielfalt, ihre physiologische Ähnlichkeit zu menschlichen Prozessen und ihre natürliche Krankheitsentwicklung ein einzigartiges Untersuchungsfeld, um neue Therapieansätze zu testen, Biomarker zu identifizieren oder immunologische Reaktionen im Verlauf onkologischer Erkrankungen besser zu verstehen. Die Erfahrungen, die in der tiermedizinischen Onkologie gesammelt werden, fließen so nicht nur in die Versorgung der Tiere ein, sondern leisten auch einen wertvollen Beitrag zur Weiterentwicklung humanmedizinischer Therapieansätze.

Besonders hervorzuheben ist in diesem Zusammenhang das zunehmende Interesse an innovativen Therapieformen wie der Immuntherapie, bei der die Aktivierung des körpereigenen Immunsystems zur Bekämpfung von Tumorzellen im Zentrum steht. Erste Studien an Hunden mit malignen Melanomen oder Lymphomen haben gezeigt, dass bestimmte immunmodulierende Strategien, die ursprünglich für den Menschen entwickelt wurden, auch bei Tieren eine bemerkenswerte Wirksamkeit entfalten können. Darüber hinaus wird bei Haustieren die Wirksamkeit und Sicherheit neuer Medikamente getestet, bevor diese in klinischen Studien am Menschen eingesetzt werden, was den Tieren eine frühzeitige Teilhabe an hochentwickelten therapeutischen Optionen ermöglicht und gleichzeitig die Relevanz der Ergebnisse für die Humanmedizin erhöht.

Aus all diesen Gründen lässt sich die Tumorbiologie bei Haustieren als ein dynamisches, hoch interdisziplinäres Forschungsfeld beschreiben, das klinische Praxis, molekulare Medizin, Genetik, Immunologie und Pharmakologie miteinander verbindet. Ihr zentrales Ziel besteht nicht nur in der Verbesserung der individuellen tiermedizinischen Versorgung, sondern auch in der Erweiterung unseres Verständnisses der Krebsentstehung als biologischem Gesamtprozess. Die Untersuchung zellulärer Signalwege, genetischer Veränderungen, epigenetischer Modifikationen und immunologischer Wechselwirkungen bildet die Grundlage für eine moderne, personalisierte Veterinäronkologie, die auf die individuellen Bedürfnisse und biologischen Voraussetzungen jedes einzelnen Patienten abgestimmt ist.

Das Verständnis dieser Prozesse ist daher nicht nur eine theoretische Übung, sondern ein praktisches Werkzeug, das die Diagnostik verfeinert, die Therapie präzisiert und die Lebensqualität der betroffenen Tiere nachhaltig verbessert. Zugleich bietet die enge Verbindung zur Humanmedizin die Chance, Erkenntnisse beider Disziplinen synergetisch zu nutzen und eine Medizin der Zukunft zu gestalten, in der der Nutzen für Tier und Mensch gleichermaßen im Mittelpunkt steht. Damit bildet die Tumorbiologie das unverzichtbare Fundament für alle nachfolgenden klinischen, diagnostischen und therapeutischen Überlegungen, die im weiteren Verlauf vertieft dargestellt werden.

3. Epidemiologie und Risikofaktoren

3.1 Prävalenz und Inzidenz in der Kleintierpraxis

Die epidemiologische Betrachtung von Krebserkrankungen bei Haustieren stellt einen essenziellen Baustein in der veterinärmedizinischen Onkologie dar, da sie hilft, systematische Muster der Krankheitsverteilung zu erkennen, Risikofaktoren zu identifizieren und damit präventive wie auch therapeutische Strategien evidenzbasiert zu entwickeln. Sie befasst sich mit der Häufigkeit, der geographischen und demographischen Verteilung sowie mit zeitlichen Entwicklungen onkologischer Erkrankungen in Tierpopulationen und bildet damit eine entscheidende Schnittstelle zwischen klinischer Praxis, Grundlagenforschung und Public Health. Trotz der Tatsache, dass die tiermedizinische Epidemiologie nicht auf ein ebenso dichtes Netz an Datenbanken und Registersystemen zurückgreifen kann wie die Humanmedizin, liefern retrospektive Fallanalysen, tierärztliche Registerdaten, pathologische Routinedaten und klinische Studien zunehmend belastbare Informationen über die Verbreitung und Dynamik von Tumorerkrankungen bei Hunden und Katzen.

Dabei zeigt sich, dass die Prävalenz und Inzidenz onkologischer Erkrankungen erheblich von tierartspezifischen, rassebedingten, geschlechtsspezifischen sowie alters- und umweltabhängigen Faktoren beeinflusst wird. Hunde gelten insgesamt als stärker von malignen Neoplasien betroffen als Katzen, wobei innerhalb der Spezies erhebliche Unterschiede in der Tumoranfälligkeit bestehen. Besonders auffällig ist der Zusammenhang zwischen Alter und Krebsrisiko. Mit zunehmendem Alter steigt die Wahrscheinlichkeit für eine Tumorerkrankung bei Hunden signifikant an. Studien aus den Vereinigten Staaten und Europa belegen, dass Krebs eine der häufigsten Todesursachen bei Hunden über zehn Jahren darstellt und bei älteren Tieren für etwa 45 Prozent der Todesfälle verantwortlich ist. Besonders große und schnell wachsende Rassen weisen eine erhöhte Anfälligkeit für bestimmte Tumorarten auf, wie etwa das Osteosarkom bei der Deutschen Dogge oder das Hämangiosarkom beim Golden Retriever.

Auch bei Katzen ist Krebs eine der führenden Todesursachen, wenngleich die epidemiologischen Muster sich von denen des Hundes unterscheiden. Katzen scheinen weniger häufig gutartige Tumoren zu entwickeln, was bedeutet, dass das Vorliegen einer Raumforderung häufiger mit einer malignen Veränderung assoziiert ist. Diese Tatsache unterstreicht die Bedeutung einer frühzeitigen und umfassenden Diagnostik bei felinen Patienten, insbesondere da viele Tumoren bei Katzen eine aggressive Biologie aufweisen und erst spät symptomatisch werden. Besonders häufig treten bei Katzen das maligne Lymphom, das Plattenepithelkarzinom – etwa im Bereich der Maulschleimhaut – und Adenokarzinome der Milchdrüse auf. Letztere zeigen im

Vergleich zu Hunden eine deutlich höhere Malignitätsrate, was wiederum für die Bedeutung der Kastration als präventive Maßnahme spricht, da hormonelle Einflüsse einen erheblichen Einfluss auf das Entstehungsrisiko haben.

Neben den biologischen Faktoren spielen auch die Haltungsbedingungen, das Fütterungsverhalten, die Exposition gegenüber Umweltgiften und der Zugang zu tierärztlicher Versorgung eine wichtige Rolle für das epidemiologische Profil onkologischer Erkrankungen. So zeigen Studien, dass Tiere, die in städtischen Gebieten leben und häufiger mit Umweltbelastungen wie Abgasen oder Tabakrauch konfrontiert sind, ein erhöhtes Risiko für bestimmte Tumoren aufweisen. Auch chronische Infektionen, etwa mit dem felinen Leukämievirus oder dem felinen Immundefizienzvirus, sind in der Lage, die Entstehung maligner Erkrankungen wie Lymphome zu begünstigen und haben damit sowohl infektiologisch-epidemiologische als auch onkologische Relevanz.

Die Erkenntnisse aus der tiermedizinischen Epidemiologie sind nicht nur für das einzelne Tier von Bedeutung, sondern auch für die Weiterentwicklung der tierärztlichen Gesundheitsvorsorge insgesamt. Sie liefern die Basis für gezielte Vorsorgeprogramme, Zuchtstrategien zur Reduktion genetischer Risikofaktoren und wissenschaftlich fundierte Empfehlungen zur frühzeitigen Erkennung von Tumoren. Darüber hinaus ermöglichen sie eine Einschätzung zukünftiger Trends, etwa im Hinblick auf den Einfluss des demografischen Wandels in der Haustierpopulation, die zunehmende Lebenserwartung oder die Auswirkung neuer Umweltfaktoren auf das onkologische Erkrankungsspektrum.

3.2 Rassebedingte Dispositionen und genetische Risiken

Ein besonders aufschlussreicher epidemiologischer Aspekt in der veterinärmedizinischen Onkologie ist die rassespezifische Disposition, die sich als eine signifikante Häufung bestimmter Tumorerkrankungen innerhalb spezifischer Hunderassen beobachten lässt. Diese genetisch bedingten Anfälligkeiten sind das Ergebnis komplexer Selektionsprozesse innerhalb der organisierten Zucht und beruhen auf der gezielten Reproduktion bestimmter äußerer Merkmale, die jedoch häufig ungewollt mit genetischen Risikofaktoren für Tumorerkrankungen verknüpft sind. Die systematische Erfassung dieser Dispositionen liefert nicht nur wertvolle Hinweise für die Ursachenforschung, sondern bietet auch konkrete Ansatzpunkte für eine individualisierte Vorsorge, gezielte Früherkennungsmaßnahmen und züchterische Präventionsstrategien.

Besonders deutlich treten solche rassespezifischen Prädispositionen bei Tumoren des hämatopoetischen Systems und des mesenchymalen Gewebes zutage. So weisen Boxer, Labrador Retriever und Golden Retriever eine überdurchschnittlich hohe Inzidenz von Mastzelltumoren auf, wobei bei diesen Hunderassen auch häufiger aggressive Varianten dieser Tumorart auftreten. Diese Tumoren können in ihrer biologischen Ausprägung von langsam wachsenden, gutartigen Hautveränderungen bis zu hochmalignen, metastasierenden Neoplasien reichen, was eine regelmäßige klinische Kontrolle besonders bei prädisponierten Tieren erforderlich macht. Schäferhunde hingegen sind besonders häufig von Hämangiosarkomen betroffen, einer aggressiven Tumorform, die primär von der Gefäßinnenhaut ausgeht und sich typischerweise in Milz, Leber oder Herzvorhof manifestiert. Diese Tumoren zeichnen sich durch ein hohes Risiko für innere Blutungen aus und werden oft erst entdeckt, wenn bereits eine akute lebensbedrohliche Symptomatik auftritt.

Noch ausgeprägter zeigt sich die genetische Disposition beim Osteosarkom, das bevorzugt bei großen und riesigen Hunderassen wie der Deutschen Dogge, dem Irish Wolfhound, dem Bernhardiner oder dem Rottweiler auftritt. Diese Tumorart ist bekannt für ihre hohe Aggressivität, ihre rasche Metastasierung insbesondere in die Lunge sowie ihre schlechte Prognose, selbst bei frühzeitiger Diagnose und aggressiver Therapie. Die besonders hohe Anfälligkeit dieser Rassen für Osteosarkome lässt sich nicht allein durch biomechanische Belastungen großer Knochenstrukturen erklären, sondern weist auf eine tief verankerte genetische Prädisposition hin, die in den vergangenen Jahrzehnten züchterisch kaum adressiert wurde.

Die Kenntnis dieser rassespezifischen Risiken ist für Tierärztinnen und Tierärzte von großer praktischer Bedeutung, da sie es ermöglicht, innerhalb gefährdeter Populationen eine intensivere Überwachung durchzuführen und bereits subtile klinische Veränderungen differenzierter zu bewerten. Frühzeitige Diagnostik, etwa durch bildgebende Verfahren, Zytologie oder histologische Analysen, kann so gezielt eingesetzt werden, um die Prognose zu verbessern und Therapien rechtzeitig einzuleiten. Darüber hinaus ergibt sich daraus auch eine ethisch-gesundheitspolitische Verantwortung der Zuchtverbände, die genetischen Risiken ernst zu nehmen und durch entsprechende Zuchtlenkungsmaßnahmen zu minimieren.

Auch bei Katzen lassen sich bestimmte Tumorprädispositionen feststellen, wenngleich die wissenschaftliche Datenlage hierzu deutlich weniger umfangreich ist als bei Hunden. Studien deuten darauf hin, dass Perserkatzen eine erhöhte Inzidenz von Tumoren im Nasen-Rachen-Raum aufweisen, was möglicherweise mit ihrer spezifischen Kopfform, den sogenannten Brachyzephalie-Merkmalen, in Zusammenhang steht. Bei Siamkatzen besteht zudem der Verdacht einer genetischen Disposition für maligne Lymphome, wenngleich belastbare epidemiologische Langzeitdaten bislang weitgehend fehlen. Die bisher verfügbaren Hinweise reichen jedoch aus, um die klinische

Aufmerksamkeit bei diesen Rassen zu schärfen und im Verdachtsfall frühzeitig differenzialdiagnostisch tätig zu werden.

Eine besonders wichtige Rolle in der felinen Onkologie spielt zudem das impfassoziierte Fibrosarkom, ein hochmaligner Weichteiltumor, der mit bestimmten Injektionsstellen in Verbindung gebracht wird. Dieses Tumorgeschehen tritt meist an jenen Stellen auf, an denen Katzen routinemäßig geimpft werden – insbesondere im Nacken- oder Schulterbereich – und wurde erstmals in den 1990er Jahren systematisch beschrieben. Es wird angenommen, dass die chronische Entzündungsreaktion auf die Injektion bestimmter Adjuvanzien eine Transformation des umgebenden Bindegewebes fördern kann. Obwohl das Auftreten dieses Tumortyps selten ist, hat er in der tierärztlichen Praxis zu weitreichenden Diskussionen über die Sicherheit von Impfstoffen, die Auswahl geeigneter Injektionsstellen sowie die Notwendigkeit alternativer Applikationsformen geführt. Inzwischen wird empfohlen, Impfungen möglichst in periphere Gliedmaßen oder subkutan im hinteren Oberschenkelbereich zu verabreichen, um im Falle eines Tumorwachstums eine vollständige chirurgische Entfernung zu erleichtern.

Insgesamt verdeutlicht die rassespezifische Disposition für Tumorerkrankungen bei Hunden und Katzen die hohe Bedeutung genetischer Faktoren in der Tumorentstehung und zeigt gleichzeitig das Potenzial gezielter Vorsorge- und

Kontrollmaßnahmen. Die systematische Erhebung und Auswertung solcher epidemiologischer Muster ist nicht nur ein Beitrag zur Verbesserung der individuellen tierärztlichen Betreuung, sondern auch zur langfristigen Gesundheitsförderung innerhalb der Populationen selbst. Sie bildet die Grundlage für zukunftsorientierte Zuchtstrategien, frühdiagnostische Verfahren und eine präventive Tiermedizin, die zunehmend auf genetische Risikoabschätzung und personalisierte Betreuung setzt.

3.3 Umweltfaktoren, Ernährung und Haltungseinflüsse

Neben genetischen Einflüssen spielen Umweltfaktoren eine entscheidende Rolle bei der Entstehung von Krebserkrankungen bei Haustieren. Zahlreiche Beobachtungen und wissenschaftliche Studien deuten darauf hin, dass bestimmte äußere Einwirkungen das Risiko für die Entwicklung von Tumoren erheblich erhöhen können. Die betroffenen Tiere sind diesen Einflüssen meist über längere Zeiträume hinweg ausgesetzt, ohne dass ihre Halter sich der möglichen gesundheitlichen Folgen bewusst sind. Dabei ist der Zusammenhang zwischen Umwelt und Krebserkrankungen nicht nur auf einzelne Faktoren begrenzt, sondern ergibt sich aus dem komplexen Zusammenspiel verschiedener Belastungen, die sich gegenseitig verstärken können.

Ein besonders klarer Zusammenhang besteht zwischen der Exposition gegenüber Schadstoffen und dem Auftreten bestimmter Krebsarten. Hunde, die in Haushalten mit Rauchern leben, inhalieren nicht nur passiv Zigarettenrauch, sondern nehmen die darin enthaltenen krebserregenden Stoffe auch über Haut und Schleimhäute auf. Besonders empfindlich reagieren die oberen Atemwege – so wurden vermehrt Nasentumoren bei langnasigen Hunden und Lungentumoren bei kurzschnäuzigen Rassen beschrieben. Bei Katzen wirkt sich der Tabakrauch indirekt ebenfalls negativ aus: Sie putzen ihr Fell häufig und nehmen dabei Schadstoffe auf, die sich dort aus der Raumluft abgelagert haben. Diese Toxine gelangen über die Schleimhaut in den Organismus und können dort Zellveränderungen hervorrufen, die zur Tumorentstehung beitragen. Auch andere Umweltgifte wie Pestizide, Lösungsmittel, Flammschutzmittel oder bestimmte Haushaltsreiniger können durch direkten Kontakt oder über die Nahrung aufgenommen werden und krebserregende Wirkungen entfalten. In manchen Fällen reichen bereits wiederholte, niedrig dosierte Belastungen aus, um das Risiko langfristig zu erhöhen.

Ein weiterer, oft unterschätzter Umweltfaktor ist die Sonneneinstrahlung. Besonders bei Katzen mit hellem oder weißem Fell, die sich gern und regelmäßig im Freien aufhalten, ist das Risiko für sogenannte UV-induzierte Hauttumoren deutlich erhöht. Vor allem an schlecht behaarten Körperstellen wie Ohrrändern, Nasenspiegel oder

Augenlidern kann intensive oder wiederholte UV-Belastung zur Entstehung von Plattenepithelkarzinomen führen. Diese Tumoren sind in ihrer Frühphase oft unauffällig, neigen aber bei Nichtbehandlung zur Ausbreitung in tiefer liegende Gewebeschichten. Auch bei Hunden mit heller Haut oder kurzem, dünnem Fell kann direkte Sonnenexposition das Hautkrebsrisiko steigern, insbesondere wenn sie regelmäßig in südlich exponierten Außenbereichen gehalten werden.

Neben chemischen und physikalischen Umweltfaktoren rückt zunehmend auch die Ernährung als potenziell krebsfördernder oder -schützender Einfluss in den Fokus der Forschung. Zwar ist die wissenschaftliche Datenlage in der Veterinärmedizin noch nicht so umfassend wie in der Humanmedizin, doch es mehren sich Hinweise darauf, dass bestimmte Futterzusätze, Konservierungsmittel oder unzureichend ausgewogene Diäten das Risiko für Tumorerkrankungen erhöhen könnten. Eine einseitige Ernährung, die zu Mangelerscheinungen führt, kann den Zellstoffwechsel beeinträchtigen und die Abwehr gegen entartete Zellen schwächen. Besonders relevant erscheint auch der Zusammenhang zwischen Übergewicht und hormonabhängigen Tumoren, etwa Mammatumoren bei unkastrierten Hündinnen oder Prostatatumoren bei älteren Rüden. Übergewicht verändert nicht nur den Hormonhaushalt, sondern begünstigt entzündliche Prozesse im Körper, die wiederum als Risikofaktor für die Entstehung bestimmter Krebsarten gelten. Auch die Lebensweise und Haltung der Tiere hat Einfluss auf ihr individuelles Krebsrisiko. Tiere, die dauerhaft in Innenräumen gehalten werden und wenig körperliche Bewegung erfahren, neigen eher zu Stoffwechselveränderungen, Übergewicht und einer Schwächung des Immunsystems. Eine mangelnde körperliche Aktivität beeinflusst unter anderem die Hormonregulation, die Durchblutung der Gewebe und die Funktion körpereigener Reparaturmechanismen. Gleichzeitig kann eine unzureichende Hygiene das Risiko chronischer Entzündungen erhöhen – etwa im Bereich der Haut oder der Schleimhäute – die ihrerseits als begünstigender Faktor für maligne Zellveränderungen gelten. Chronisch entzündliche Zustände führen zur ständigen Zellneubildung, was die Wahrscheinlichkeit von Fehlern bei der Zellteilung erhöht und somit zur Tumorentstehung beitragen kann.

Insgesamt zeigt sich, dass die Wechselwirkungen zwischen Umwelt, Verhalten und Zellbiologie äußerst komplex sind und sich nicht auf einzelne Faktoren reduzieren lassen. Vielmehr entsteht ein ganzheitliches Risikoprofil, das aus der Summe mehrerer kleiner Einflüsse besteht, deren Wirkung sich über die Lebenszeit des Tieres summiert. Aus diesem Grund ist eine umfassende Prävention, die nicht nur auf genetische Dispositionen Rücksicht nimmt, sondern auch Umweltbedingungen, Ernährungsweise,

Bewegung und Haltungsform einschließt, von entscheidender Bedeutung. Eine bewusste Gestaltung des Lebensumfelds, die Vermeidung bekannter Schadstoffe, die Kontrolle des Körpergewichts und eine artgerechte Haltung können wesentlich dazu beitragen, das Tumorrisiko bei Haustieren zu senken und gleichzeitig ihre Lebensqualität nachhaltig zu verbessern.

3.4 Altersbedingte Aspekte und hormonelle Statusveränderungen

Ein weiterer bedeutsamer Einflussfaktor bei der Entstehung von Krebserkrankungen bei Haustieren ist die hormonelle Konstitution, also die Hormonlage des jeweiligen Tieres. Hormone steuern eine Vielzahl biologischer Prozesse, darunter das Wachstum, die Reifung und die Erneuerung von Geweben. Diese hormonellen Steuermechanismen sind essenziell für die normale Funktion des Körpers, können aber bei Störungen oder im Übermaß auch zur Entstehung bestimmter Tumorarten beitragen. Besonders deutlich zeigt sich dieser Zusammenhang bei hormonabhängigen Tumoren, also solchen, deren Wachstum durch bestimmte Sexualhormone wie Östrogene, Progesteron oder Testosteron gefördert wird.

Bei Hündinnen ist die Entwicklung von Mammatumoren – also Tumoren der Milchdrüsen – eng an den Hormonhaushalt gebunden. Studien zeigen, dass nicht kastrierte

Hündinnen ein deutlich höheres Risiko haben, im Laufe ihres Lebens an solchen Tumoren zu erkranken. Mit jeder durchlaufenen Läufigkeit steigt dieses Risiko weiter an, da die Brustdrüsen regelmäßig unter dem Einfluss weiblicher Geschlechtshormone stehen, die das Gewebe dazu anregen, sich zu verändern und zu wachsen. Wird eine Hündin hingegen bereits vor der ersten oder spätestens vor der zweiten Läufigkeit kastriert, sinkt das Risiko für Mammatumoren auf einen Bruchteil des ursprünglichen Wertes. Dieser präventive Effekt der Kastration ist medizinisch gut belegt und wird in der veterinärmedizinischen Praxis häufig als Argument für eine frühzeitige Kastration herangezogen, sofern keine züchterische Nutzung geplant ist.

Ein vergleichbarer Zusammenhang besteht auch bei unkastrierten Rüden, die ein erhöhtes Risiko für die Entwicklung von Hodentumoren aufweisen. Besonders betroffen sind Tiere mit sogenannten Hodenretentionen, bei denen einer oder beide Hoden nicht vollständig in den Hodensack abgestiegen sind. Diese Hoden liegen dann meist im Bauchraum oder im Leistenkanal, wo die höhere Temperatur im Vergleich zum Hodensackgewebe die Zellstruktur verändert und die Entstehung von Tumoren begünstigt. Auch bei älteren Katern zeigt sich ein Zusammenhang zwischen hormonellem Status und der Entstehung bestimmter Tumoren, insbesondere im Bereich der Prostata oder der Hautdrüsen. Kastrationen können in diesen Fällen ebenfalls dazu beitragen, das Krebsrisiko zu senken, wenngleich die wissenschaftliche Datenlage hierzu bei Katzen weniger umfangreich ist als bei Hunden.

Die Entscheidung für oder gegen eine Kastration sollte daher nicht allein unter dem Aspekt der Fortpflanzung oder Verhaltenssteuerung getroffen werden, sondern auch im Hinblick auf das langfristige Gesundheitsrisiko, insbesondere im Bereich der Tumorprävention. Neben den onkologischen Aspekten beeinflusst die hormonelle Konstitution auch das Verhalten, den Stoffwechsel, die Gewichtsentwicklung und andere gesundheitsrelevante Parameter, sodass in jedem Einzelfall eine individuelle Abwägung mit dem Tierarzt oder der Tierärztin sinnvoll ist.

Einen ebenso bedeutenden Risikofaktor für die Tumorentstehung stellt das Alter dar. Mit zunehmendem Alter steigt bei Hunden und Katzen die Wahrscheinlichkeit, an Krebs zu erkranken, deutlich an. Dies lässt sich durch mehrere biologische Mechanismen erklären. Zum einen wirken sich äußere Belastungen – wie Umweltgifte, Strahlung oder Infektionen – über die Lebenszeit kumulativ auf den Organismus aus. Das heißt, je länger ein Tier lebt, desto größer ist die Wahrscheinlichkeit, dass seine Zellen im Laufe der Zeit schädlichen Einflüssen ausgesetzt sind, die Mutationen im Erbgut verursachen können.

Zum anderen verändern sich auch die inneren Zellprozesse im Alter. Die Fähigkeit der Zellen, entstandene DNA-Schäden zu erkennen und zu reparieren, nimmt ab. Dies führt zu einer zunehmenden Instabilität des Erbguts, was die Grundlage für unkontrollierte Zellteilungen und somit für Tumorwachstum bildet. Gleichzeitig kommt es zu einer nachlassenden Kontrolle des Zellzyklus, was bedeutet, dass fehlerhafte oder entartete Zellen weniger zuverlässig gestoppt oder eliminiert werden. Auch das Immunsystem, das normalerweise eine wichtige Rolle bei der Erkennung und Beseitigung von Tumorzellen spielt, verliert im Alter an Effizienz. Diese sogenannte Immunseneszenz macht es dem Körper schwerer, sich gegen entartete Zellen zu wehren, sodass diese sich ungehindert vermehren und ausbreiten können.

All diese Prozesse führen dazu, dass ältere Tiere ein deutlich erhöhtes Risiko für Krebserkrankungen haben. Aus diesem Grund kommt der Vorsorge bei älteren Hunden und Katzen eine besondere Bedeutung zu. Regelmäßige tierärztliche Untersuchungen – idealerweise einmal pro Jahr oder bei bekannten Risikofaktoren sogar häufiger – ermöglichen es, krankhafte Veränderungen frühzeitig zu erkennen, noch bevor sie sich klinisch bemerkbar machen. Moderne diagnostische Methoden wie Blutuntersuchungen, bildgebende Verfahren und gezielte Tumormarkeranalysen tragen dazu bei, auch unsichtbare oder asymptomatische Tumoren rechtzeitig zu entdecken.

Eine frühzeitige Diagnose verbessert in vielen Fällen die Therapiemöglichkeiten und kann entscheidend zur Lebensqualität und Lebensverlängerung des betroffenen

Tieres beitragen. Die onkologische Vorsorge im Alter ist daher ein zentraler Bestandteil verantwortungsbewusster Tierhaltung und sollte ebenso selbstverständlich sein wie Impfungen, Parasitenkontrolle oder Zahnpflege. Mit zunehmender Lebenserwartung unserer Haustiere – die dank verbesserter medizinischer Versorgung stetig steigt – wird dieser Aspekt in Zukunft noch an Bedeutung gewinnen.

4. Klinische Symptome und Verlauf von Krebserkrankungen

4.1 Früherkennung und klinische Leitsymptome

Die klinischen Symptome von Krebserkrankungen bei Haustieren stellen eine besondere diagnostische Herausforderung dar, weil sie sehr unterschiedlich ausgeprägt, häufig unspezifisch und oft erst spät im Krankheitsverlauf deutlich wahrnehmbar sind. Anders als beim Menschen, der Schmerzen oder Unwohlsein in Worten ausdrücken kann, sind Tierärztinnen und Tierärzte darauf angewiesen, subtile körperliche oder verhaltensbezogene Veränderungen sorgfältig zu interpretieren und in einen differenzierten diagnostischen Kontext einzuordnen. Dies erfordert nicht nur Erfahrung und Aufmerksamkeit auf Seiten der Fachpersonen, sondern auch ein hohes Maß an Sensibilität und Beobachtungsgabe durch die Tierhalterinnen und Tierhalter. Denn häufig beginnt eine Krebserkrankung mit kleinen, scheinbar belanglosen Veränderungen im Verhalten, in der Nahrungsaufnahme oder in der körperlichen Aktivität, die leicht übersehen oder fehlinterpretiert werden können.

Ein zentrales Element der frühen Tumorerkennung ist das Wissen um typische Leitsymptome und Organmanifestationen, gepaart mit dem Bewusstsein, dass die tatsächliche Ausprägung der Symptome stark von der Lage, Größe, Wachstumsdynamik und biologischen Aktivität des

Tumors abhängt. Zu den häufigsten sicht- oder tastbaren Anzeichen zählen Knoten, Schwellungen oder Umfangsvermehrungen in der Haut, im Unterhautgewebe oder in leicht zugänglichen Körperregionen wie Leiste, Achselhöhle oder Brustbereich. Diese Veränderungen zeichnen sich meist durch eine feste Konsistenz, eine unregelmäßige Abgrenzung vom umliegenden Gewebe und eine langsame, aber stetige Größenzunahme aus. Oft sind solche Tumoren in der Frühphase nicht schmerzhaft und beeinträchtigen das Allgemeinbefinden des Tieres zunächst kaum, was dazu führt, dass sie entweder gar nicht bemerkt oder fälschlich als harmlose Hautveränderung, Lipom oder Zyste eingeordnet werden. Dabei ist gerade bei Hunden die Inzidenz von Haut- und Unterhauttumoren hoch, was ihre regelmäßige Palpation im Rahmen der häuslichen Pflege besonders bedeutsam macht.

Innere Tumoren äußern sich dagegen meist erst in fortgeschritteneren Stadien oder dann, wenn sie durch ihre Größe, Lage oder infiltrierendes Wachstum die Funktion von Organen beeinträchtigen. So treten Tumoren des Magen-Darm-Trakts häufig erst dann klinisch in Erscheinung, wenn sie zu anhaltenden Verdauungsstörungen, Appetitverlust, chronischem Erbrechen oder Gewichtsverlust führen. Abdominale Tumoren, etwa an Leber, Milz oder Bauchspeicheldrüse, können durch Druck auf umliegende Organe, Einblutungen oder Rupturen akute Beschwerden hervorrufen, die sich in Schmerzreaktionen, plötzlicher

Apathie oder Kreislaufsymptomen äußern. Gerade bei Katzen äußert sich eine tumorbedingte Erkrankung oft in Form von unspezifischen Allgemeinsymptomen wie verminderter Futteraufnahme, verstärktem Rückzugsverhalten, erhöhter Schlafdauer oder ungewohntem Sozialverhalten. Diese Veränderungen werden im Alltag häufig nicht mit einer schweren Erkrankung in Verbindung gebracht und führen daher erst spät zur tierärztlichen Vorstellung.

Weitere wichtige klinische Hinweise auf eine mögliche Tumorerkrankung können blutiger oder veränderter Kot, Atemnot, chronischer Husten, Lahmheiten ohne erkennbare Ursache, neurologische Auffälligkeiten oder auch auffälliger Geruch aus Maul oder Körperöffnungen sein. Solche Symptome treten jedoch in der Regel erst dann auf, wenn der Tumor bereits eine relevante Ausdehnung oder systemische Wirkung erreicht hat. In vielen Fällen liegt zu diesem Zeitpunkt bereits eine Beeinträchtigung des Allgemeinzustands vor, was die Prognose zusätzlich erschwert.

Von zentraler Bedeutung für die Früherkennung ist daher die regelmäßige tierärztliche Vorsorge, die idealerweise durch eine genaue Anamnese, eine klinische Allgemeinuntersuchung, Palpation, Labordiagnostik und gegebenenfalls bildgebende Verfahren ergänzt wird. Die Aufmerksamkeit für Veränderungen im Verhalten oder Körperbild des Tieres, die Bereitschaft zur frühzeitigen Abklärung und ein geschultes Auge für scheinbar banale Symptome sind entscheidend, um Tumorerkrankungen nicht erst im

Endstadium zu entdecken. Nur durch eine solche wachsame Haltung kann das Ziel erreicht werden, Krebserkrankungen bei Haustieren rechtzeitig zu diagnostizieren, um möglichst wirksame therapeutische Maßnahmen einleiten und die Lebensqualität des Tieres langfristig sichern zu können.

4.2 Organbezogene Manifestationen und atypische Verläufe

Auch Verhaltensänderungen stellen ein wesentliches, wenn auch oft unterschätztes diagnostisches Signal für das mögliche Vorliegen einer Tumorerkrankung bei Haustieren dar. Tiere mit chronischen Schmerzen, innerem Druckgefühl oder einem allgemeinen Krankheitsgefühl neigen dazu, sich zurückzuziehen, weniger zu interagieren oder vermehrt Ruhephasen einzulegen. Sie schlafen mehr, zeigen verminderte Spiel- und Bewegungsfreude oder entwickeln eine erhöhte Reizbarkeit. Diese Veränderungen sind für viele Tierhalterinnen und Tierhalter schwer einzuordnen, da sie nicht spezifisch für Krebs sind, sondern auch bei anderen systemischen oder chronischen Erkrankungen auftreten können. Trotzdem sind sie von großer Bedeutung, da sie häufig zu den ersten Anzeichen gehören, die sich im Alltagsverhalten bemerkbar machen. Eine sorgfältige tierärztliche Abklärung ist daher unerlässlich, um die Ursache dieser Verhaltensänderungen zu identifizieren und gegebenenfalls eine onkologische Erkrankung nicht zu übersehen. In besonders sensiblen Fällen betreffen die Symptome auch das zentrale Nervensystem. So können Tiere mit Hirntumoren oder anderen Neoplasien des zentralen Nervensystems neurologische Auffälligkeiten entwickeln. Dazu zählen zum Beispiel Gleichgewichtsstörungen, sogenannte Ataxien, unkoordinierte Bewegungen, Krampfanfälle oder ungewöhnliche Verhaltensänderungen wie Apathie, Aggressivität oder Desorientierung. Auch eine Kopfschiefhaltung kann ein Hinweis auf eine neurologisch bedingte Tumorerkrankung sein. Solche Veränderungen erfordern eine differenzierte und meist aufwendige Diagnostik, insbesondere durch bildgebende Verfahren wie Magnetresonanztomographie oder Computertomographie, da klinische Symptome allein häufig nicht ausreichen, um die genaue Ursache zu ermitteln.

Ein weiteres, häufig beobachtetes Symptom bei tumorösen Erkrankungen ist eine zunehmende Leistungsschwäche oder Belastungsintoleranz. Tiere, die sich zuvor gern bewegten, zeigen plötzlich Desinteresse an Spaziergängen, verweigern das Spielen oder benötigen mehr Ruhe als üblich. Diese reduzierte körperliche Belastbarkeit kann sich auch in Form von Atemnot, beschleunigter Atmung oder erhöhtem Ruhebedürfnis äußern. Besonders bei älteren Tieren besteht die Gefahr, dass solche Veränderungen fälschlich als normale Alterserscheinung interpretiert werden. Dies führt nicht selten dazu, dass eine tierärztliche Abklärung zu spät erfolgt, obwohl eine frühzeitige Diagnose bei vielen Tumorarten eine deutlich bessere Prognose ermöglichen würde. Der Irrtum, altersbedingte Schwäche mit unbedenklichem Verlauf gleichzusetzen, kann somit schwerwiegende Folgen haben, wenn eine behandelbare Tumorerkrankung dahintersteht.

Neben den unspezifischen Allgemeinsymptomen existieren jedoch auch Tumorarten, die sehr spezifische klinische Erscheinungsformen zeigen. Mammatumoren bei Hündinnen und Katzen manifestieren sich typischerweise als tastbare Knoten entlang der Milchleisten. Diese Knoten können hart oder unregelmäßig sein, im Verlauf ulcerieren oder sich entzünden und sogar eitrig werden. Bei fortgeschrittener Erkrankung ist das umliegende Gewebe oft schmerzhaft, und der Tumor kann in benachbarte Strukturen infiltrieren. Eine rechtzeitige operative Entfernung bei kleinen, noch nicht metastasierten Tumoren bietet in vielen Fällen gute Heilungschancen.

Tumoren der Mundhöhle, wie maligne Melanome oder Plattenepithelkarzinome, äußern sich häufig durch anhaltenden Mundgeruch, vermehrten Speichelfluss, Schluck- und Kaubeschwerden oder blutigen Speichel. Die betroffenen Tiere zeigen oft eine einseitige Nahrungsaufnahme, speicheln beim Fressen oder vermeiden feste Nahrung. Da die Mundhöhle bei der täglichen Pflege oft nicht gründlich inspiziert wird, bleiben solche Tumoren lange unentdeckt, obwohl sie durch ihre aggressive Natur rasch das umliegende Gewebe zerstören können.

Knochentumoren, insbesondere Osteosarkome, verursachen hingegen meist deutlich sichtbare Lahmheiten, Schwellungen und intensive Schmerzen an den betroffenen Gliedmaßen. Diese Schmerzen sind anfangs möglicherweise intermittierend, nehmen jedoch mit der Zeit an Intensität zu und sprechen schließlich kaum noch auf Schmerzmittel an. Solche Lahmheiten sollten stets ernst genommen und nicht vorschnell mit arthrotischen Beschwerden oder einfachen Zerrungen gleichgesetzt werden, insbesondere wenn sie in kurzer Zeit zunehmen oder mit tastbaren Veränderungen am Knochen einhergehen.

Lymphome wiederum zeichnen sich in vielen Fällen durch eine generalisierte Lymphknotenvergrößerung aus. Diese Vergrößerung betrifft meist mehrere Lymphknoten gleichzeitig und ist in vielen Fällen symmetrisch angeordnet, etwa in der Leistengegend, am Hals oder unter den Achseln. Begleitend können unspezifische Symptome wie Appetitlosigkeit, Fieber, Mattigkeit oder Gewichtsverlust auftreten. Da Lymphome oft systemisch verlaufen, sind auch innere Organe wie Leber, Milz oder Knochenmark betroffen, was zu einer Vielzahl von zusätzlichen Symptomen führen kann.

Insgesamt zeigt sich, dass die klinischen Erscheinungsformen von Tumorerkrankungen bei Haustieren äußerst vielfältig sind. Sie reichen von subtilen Verhaltensänderungen bis hin zu eindeutigen, lokalisierten Symptomen. Entscheidend für eine erfolgreiche Diagnose und Behandlung ist die Kombination aus wacher Beobachtung, fundierter tierärztlicher Untersuchung und gezieltem Einsatz moderner diagnostischer Methoden. Nur so kann gewährleistet werden, dass die betroffenen Tiere rechtzeitig und angemessen versorgt werden und trotz ihrer Erkrankung eine möglichst hohe Lebensqualität erfahren.

4.3 Unterschiede in der Symptomatik zwischen Hund und Katze

Die tierartlichen Unterschiede in der klinischen Tumorsymptomatik sind von großer praktischer Relevanz, da sie einen wesentlichen Einfluss auf die Früherkennung, die diagnostische Einschätzung und letztlich auch auf die Therapieentscheidung haben. Hunde und Katzen unterscheiden sich nicht nur in ihrer Biologie und ihrem Verhalten, sondern auch in der Art und Weise, wie sie Schmerzen, Beschwerden oder krankhafte Veränderungen zeigen. Dieses unterschiedliche Ausdrucksverhalten wirkt sich unmittelbar auf die tierärztliche Diagnostik aus und erfordert eine tierartspezifisch angepasste Herangehensweise.

Hunde zeigen im Allgemeinen deutlichere und oft frühzeitig wahrnehmbare Symptome. Bei vielen Tumorarten sind klinische Anzeichen relativ offensichtlich: Lahmheiten bei Knochentumoren wie dem Osteosarkom treten rasch auf, da die Tiere betroffene Gliedmaßen entlasten, Schonhaltungen einnehmen oder durch Schmerzenslaute wie Winseln oder Aufjaulen auf die Belastung reagieren. Haut- oder Unterhauttumoren, wie sie beispielsweise bei Mastzelltumoren häufig sind, werden durch ihre Sicht- und Tastbarkeit relativ früh entdeckt. Diese Tumoren erscheinen als feste Knoten, verändern sich in Form und Größe und sind oft mit Rötung, Juckreiz oder lokalen Entzündungszeichen verbunden. Viele Hunde reagieren sensibel auf Berührung oder Druck im betroffenen Bereich, was die Diagnosefindung erleichtert. Auch Verhaltensänderungen sind bei Hunden häufig auffällig: Rückgang der Bewegungsfreude, Unruhe, vermehrtes Hecheln oder auffällige Körperhaltungen können auf ein schmerzhaftes Tumorgeschehen hinweisen und führen vergleichsweise früh zu einer tierärztlichen Vorstellung.

Katzen hingegen verbergen Krankheiten oft sehr lange. Dies liegt nicht nur an ihrer evolutionär bedingten Tendenz zur Diskretion bei Schmerzen, sondern auch an ihrer Fähigkeit, Beschwerden über längere Zeiträume hinweg zu kompensieren. Appetitminderung, vermehrtes Rückzugsverhalten, veränderte Schlafgewohnheiten oder ein schleichender Rückgang der Körperkondition sind typische, aber sehr subtile Anzeichen, die leicht übersehen oder als altersbedingt fehlgedeutet werden. Selbst bei inneren Tumoren zeigen Katzen häufig bis weit in den Krankheitsverlauf hinein keine spezifischen Symptome. Diese späte

Symptomatik führt dazu, dass Tumoren bei Katzen oftmals erst in einem fortgeschrittenen Stadium diagnostiziert werden, was die therapeutischen Optionen einschränkt und die Prognose deutlich verschlechtert. Die sorgfältige Beobachtung durch Halterinnen und Halter sowie regelmäßige Vorsorgeuntersuchungen sind daher bei Katzen besonders wichtig, um Veränderungen frühzeitig zu erkennen.

Ein besonders katzenspezifisches Beispiel ist das impfassoziierte Fibrosarkom. Diese Tumorart entsteht bevorzugt an Injektionsstellen, insbesondere im Nacken- oder Schulterbereich, und zeigt sich zunächst als langsam wachsende, meist schmerzlose Schwellung unter der Haut. Aufgrund ihrer festen Konsistenz und ihres langsamen Wachstums werden diese Veränderungen häufig nicht ernst genommen oder mit harmlosen Reaktionen verwechselt. Das Tückische am impfassoziierten Fibrosarkom ist jedoch seine aggressive Biologie: Trotz initialer Harmlosigkeit neigen diese Tumoren zu infiltrativem Wachstum, sind chirurgisch oft schwer vollständig zu entfernen und zeigen ein hohes Risiko für lokale Rezidive. Die frühzeitige Identifikation solcher Veränderungen erfordert deshalb nicht nur ein besonders geschultes Auge, sondern auch ein fundiertes Wissen über die typischen Tumorformen bei Katzen. In der tierärztlichen Praxis hat dies zur Entwicklung neuer Impftechniken, veränderter Applikationsorte und der Empfehlung zur sorgfältigen Überwachung von Injektionsstellen geführt.

Zusammenfassend lässt sich feststellen, dass die Symptomatik von Tumorerkrankungen stark tierartspezifisch geprägt ist. Während Hunde meist frühzeitig deutliche körperliche oder verhaltensbezogene Anzeichen zeigen, verlaufen viele Tumorerkrankungen bei Katzen zunächst stumm oder werden von außen kaum wahrgenommen. Dies erfordert eine besonders differenzierte Diagnostik, angepasst an die jeweilige Tierart, und eine hohe Aufmerksamkeit für scheinbar banale Veränderungen. Nur durch dieses differenzierte Vorgehen lassen sich Tumorerkrankungen bei beiden Tierarten rechtzeitig erkennen und mit angemessenen therapeutischen Maßnahmen behandeln.

4.4 Verhalten und Schmerz als diagnostische Indikatoren

Die Rolle des Schmerzes als diagnostisches und prognostisches Merkmal bei Tumorerkrankungen von Haustieren kann kaum überschätzt werden. Schmerz ist ein zentrales Element des subjektiven Erlebens von Krankheit, doch Tiere verfügen nicht über die Möglichkeit, diesen direkt mitzuteilen. Daher ist es entscheidend, feine Hinweise zu erkennen und richtig zu deuten. Viele Tiere zeigen Schmerzen nicht offen, sondern verhalten sich zurückhaltend oder verändern ihr Verhalten auf subtile Weise. Typische Zeichen können das Meiden bestimmter Bewegungen, die Schonung einzelner Körperregionen, das plötzliche

Unterlassen vertrauter Aktivitäten oder das Einnehmen ungewöhnlicher Liege- oder Sitzpositionen sein. Auch Appetitlosigkeit, vermehrtes Lecken bestimmter Körperstellen oder Lautäußerungen bei Berührung sind ernstzunehmende Hinweise auf Schmerzen, die auch tumorbedingt sein können.

Tumorschmerz kann entweder durch die direkte Infiltration von Gewebe, durch Druck auf Nerven oder Organe oder durch entzündliche Begleitreaktionen ausgelöst werden. Er ist nicht nur für die Lebensqualität des betroffenen Tieres ein zentrales Thema, sondern hat auch unmittelbare Konsequenzen für die Einschätzung der Krankheitsdynamik und des therapeutischen Erfolgs. Ein Tier, das trotz fortgeschrittener Erkrankung schmerzfrei ist und normal frisst, sich bewegt und soziale Interaktion zeigt, befindet sich in einer anderen prognostischen Ausgangslage als ein Tier mit starken, unbehandelten Schmerzen. Aus diesem Grund ist die konsequente Schmerztherapie nicht nur eine Frage des Tierschutzes, sondern auch ein integraler Bestandteil der onkologischen Betreuung. Die adäquate Erkennung und Behandlung von Schmerzen verbessert nicht nur das Wohlbefinden, sondern kann auch sekundäre Symptome wie Inappetenz, Stress oder immunologische Schwächung positiv beeinflussen.

Ein weiteres diagnostisch wie prognostisch relevantes Merkmal ist die Dynamik der Tumorentwicklung. Viele Tumoren wachsen über Wochen oder Monate hinweg nahezu symptomlos. Gut differenzierte Adenokarzinome etwa, die in Drüsengeweben entstehen, oder Liposarkome, die aus Fettgewebe hervorgehen, entwickeln sich oft langsam und verursachen erst spät klinische Auffälligkeiten. Solche Tumoren können lange unerkannt bleiben, wenn sie nicht zufällig bei einer Routineuntersuchung entdeckt oder erst durch Größenzunahme oder Funktionsbeeinträchtigung auffällig werden. Umgekehrt gibt es hochaggressive Tumorformen wie das Hämangiosarkom oder das kleinzellige Lymphom, die sich innerhalb kürzester Zeit ausbreiten und eine plötzliche Verschlechterung des Allgemeinzustands verursachen können. In solchen Fällen kommt es häufig zu akuten Krisen, die durch innere Blutungen, Organversagen oder systemische Reaktionen ausgelöst werden.

Der Verlauf einer Tumorerkrankung ist in den seltensten Fällen linear. Vielmehr beobachten Tierärztinnen und Tierärzte häufig ein wellenartiges Muster aus stabilen Phasen, schleichenden Verschlechterungen, akuten Komplikationen und gelegentlichen Remissionen, in denen das Tier vorübergehend wieder unauffällig erscheint. Diese Schwankungen erfordern eine flexible, kontinuierlich angepasste Betreuung und ein hohes Maß an Kommunikation zwischen Tierhalter und veterinärmedizinischem Fachpersonal. Therapieentscheidungen müssen regelmäßig überprüft und an den sich verändernden Zustand des Tieres angepasst werden. Die Einschätzung, wann eine Therapie sinnvoll ist, wann palliative Maßnahmen im Vordergrund stehen sollten oder wann das Tier leidet und seine Lebensqualität nicht mehr gewährleistet ist, verlangt ein sensibles, individuelles Vorgehen.

Insgesamt zeigt sich, dass die Symptomatik von Krebserkrankungen bei Haustieren außerordentlich vielfältig und in hohem Maße individuell ist. Manche Tiere zeigen über lange Zeit hinweg keinerlei Symptome, obwohl ein Tumor bereits vorhanden ist, während andere sehr früh mit komplexen, multifaktoriellen Beschwerden reagieren. Die Herausforderung für die tierärztliche Praxis liegt in der Integration aller verfügbaren Informationen: körperliche Untersuchungsbefunde, Verhaltensbeobachtungen, Laborwerte, bildgebende Diagnostik und anamnestische Hinweise müssen im Gesamtbild beurteilt werden. Die Kunst besteht darin, diese oft unspezifischen Hinweise in ein differenziertes diagnostisches Gesamtverständnis zu überführen und die richtigen Schlussfolgerungen zu ziehen.

Dies erfordert nicht nur medizinische Fachkompetenz, sondern auch ein hohes Maß an Empathie, Beobachtungsgabe und Erfahrung. Gerade in der Onkologie, wo viele Entscheidungen nicht nach einem starren Schema, sondern im Kontext des individuellen Falles getroffen werden müssen, sind eine enge Zusammenarbeit mit den Tierhaltern, eine präzise Kommunikation über Therapieziele und eine kontinuierliche Reevaluation des klinischen Bildes entscheidend. Nur so kann gewährleistet werden, dass Tiere mit Tumorerkrankungen eine Betreuung erfahren, die nicht nur medizinisch fundiert, sondern auch ethisch verantwortungsvoll und auf ihre Lebensqualität ausgerichtet ist.

5. Diagnostische Verfahren in der Veterinäronkologie

Die Diagnostik von Krebserkrankungen bei Haustieren erfordert ein strukturiertes und methodisch vielfältiges Vorgehen. Ziel ist es, zwischen gut- und bösartigen Veränderungen zu differenzieren, die Art und Herkunft des Tumors zu bestimmen, seine Ausdehnung und eventuelle Metastasierung festzustellen sowie eine fundierte Prognoseabschätzung zu ermöglichen. Die veterinäronkologische Diagnostik basiert auf einer Kombination aus klinischer Untersuchung, bildgebenden Verfahren, zytologischen und histopathologischen Analysen, labormedizinischer Abklärung und zunehmend auch auf genetischen sowie digitalen Instrumenten. Im Folgenden werden die wichtigsten Verfahren detailliert dargestellt.

5.1 Allgemeine tiermedizinische Untersuchungstechniken

Der erste und zugleich unverzichtbare Schritt in der onkologischen Diagnostik bei Haustieren ist eine sorgfältige und systematische klinische Allgemeinuntersuchung. Diese Untersuchung bildet das Fundament jeder weiteren diagnostischen und therapeutischen Entscheidungsfindung und dient nicht nur der Feststellung des aktuellen Gesundheitszustandes, sondern auch der gezielten Suche nach auffälligen Hinweisen, die auf das mögliche Vorliegen einer Tumorerkrankung hinweisen. Sie umfasst eine umfassende

Einschätzung des Allgemeinbefindens des Tieres und beinhaltet die Kontrolle aller relevanten Vitalparameter wie Herzfrequenz, Atemfrequenz, Körpertemperatur und Schleimhautfarbe, da Veränderungen in diesen Bereichen oftmals Ausdruck systemischer Erkrankungen sind.

Ein zentraler Bestandteil dieser ersten Untersuchung ist die Palpation des gesamten Körpers. Dabei werden Haut, Unterhaut und tieferliegende Strukturen sorgfältig auf Schwellungen, Knoten oder verhärtete Gewebebereiche abgetastet. Diese Tastbefunde geben wertvolle Hinweise auf das Vorliegen oberflächlicher oder tiefer gelegener Tumoren. Insbesondere bei Haut- und Weichteiltumoren, die beim Hund relativ häufig auftreten, kann die Palpation bereits einen ersten Verdacht liefern. Die Konsistenz, Verschiebbarkeit und Abgrenzbarkeit eines Knotens liefern erste Anhaltspunkte zur Einschätzung, ob es sich um eine gutartige oder möglicherweise bösartige Veränderung handeln könnte.

Ein besonderer Fokus liegt bei der körperlichen Untersuchung auf den Lymphknotenregionen. Diese sind von zentraler Bedeutung, da sie bei einer Vielzahl onkologischer Erkrankungen – insbesondere bei Lymphomen, metastasierenden Karzinomen und bestimmten systemischen Tumoren – frühzeitig vergrößert oder verändert sein können. Die Untersuchung der tastbaren Lymphknoten – etwa unterhalb des Kiefers, in der Achselhöhle, in der Leistengegend und hinter dem Knie – erfolgt in Bezug auf Größe,

Konsistenz, Symmetrie und Schmerzhaftigkeit. Auch asymmetrische Veränderungen können Hinweise auf ein lokalisiertes Tumorwachstum oder eine regionale Metastasierung liefern. Die genaue Untersuchung dieser Regionen kann somit entscheidend dazu beitragen, ein Lymphom frühzeitig zu erkennen oder Hinweise auf eine Ausbreitung anderer Tumoren zu gewinnen.

Ergänzend zur körperlichen Untersuchung ist eine sorgfältige Anamnese von großer Bedeutung. Sie stellt nicht nur die subjektive Wahrnehmung der Tierhalterin oder des Tierhalters in den Mittelpunkt, sondern liefert entscheidende Informationen über den bisherigen Krankheitsverlauf. Fragen zur Dauer und Entwicklung der Symptome, zu Veränderungen im Appetit, Gewicht oder Verhalten sowie zur körperlichen Aktivität und zum Schlafverhalten sind dabei ebenso wichtig wie Hinweise auf die bisherige Fütterung, die Medikamentengabe, bekannte Vorerkrankungen oder Operationen. Auch die Haltungsbedingungen – also ob das Tier überwiegend im Freien lebt, Kontakt zu anderen Tieren hat oder besonderen Umwelteinflüssen ausgesetzt ist – können Hinweise auf mögliche exogene Risikofaktoren liefern. Bei Hündinnen sollte zudem gezielt nach dem Zyklusverhalten gefragt werden, da dieses bei der Beurteilung des Risikos hormonabhängiger Tumoren, insbesondere Mammatumoren, eine entscheidende Rolle spielt.

5.2 Bildgebende Verfahren: Röntgen, Ultraschall, CT und MRT

Bildgebende Verfahren sind aus der modernen tiermedizinischen Onkologie nicht mehr wegzudenken. Sie liefern entscheidende Informationen über das Vorhandensein, die Lokalisation, die Größe und die Ausbreitung von Tumoren und ermöglichen dadurch eine präzise Diagnosestellung, eine fundierte Therapieplanung sowie eine aussagekräftige Verlaufskontrolle. Ihre Anwendung erfolgt je nach Fragestellung, Lokalisation und technischer Verfügbarkeit individuell angepasst und in enger Abstimmung mit der klinischen Untersuchung und der Anamnese.

Das konventionelle Röntgen ist eines der ältesten, aber nach wie vor äußerst wichtigen bildgebenden Verfahren in der onkologischen Diagnostik. Es eignet sich vor allem zur Darstellung knöcherner Strukturen sowie zur Untersuchung des Brustkorbs, insbesondere der Lunge. Bei Verdacht auf pulmonale Metastasen – etwa bei primären Mammatumoren, Osteosarkomen oder Hämangiosarkomen – stellt das Röntgen ein schnelles und zuverlässiges Mittel dar, um verdächtige Läsionen sichtbar zu machen. Darüber hinaus ermöglicht es die Darstellung von Osteolysen, also aufgelösten Knochenteilen, sowie Periostreaktionen, die auf eine Reaktion des Knochens auf infiltratives Tumorwachstum hindeuten können. Auch in der Notfallmedizin, etwa bei Verdacht auf eine tumorbedingte Organruptur, innere Blutung oder Flüssigkeitsansammlung im

Brust- oder Bauchraum, ist das Röntgen durch seine rasche Verfügbarkeit und Aussagekraft ein wichtiges diagnostisches Werkzeug.

Die Sonographie, also die Ultraschalluntersuchung, hat sich besonders in der Beurteilung der Bauchorgane als unverzichtbar etabliert. Sie erlaubt eine differenzierte Darstellung der parenchymatösen Organe wie Leber, Milz, Nieren, Nebennieren sowie der Harnblase und des Gastrointestinaltrakts. Tumoren dieser Organe lassen sich in ihrer Struktur, Ausdehnung und Beziehung zu umliegenden Geweben gut erkennen. Die Sonographie ist nicht-invasiv, meist ohne Narkose durchführbar und kann wiederholt zur Verlaufskontrolle eingesetzt werden. Ein besonderer Vorteil besteht in der Möglichkeit, unter Ultraschallkontrolle gezielte Feinnadelaspirationen oder Gewebebiopsien vorzunehmen. So können Proben aus verdächtigen Läsionen gewonnen werden, ohne dass ein operativer Eingriff erforderlich ist. Mithilfe der Doppler-Sonographie lässt sich zudem die Durchblutung von Tumoren darstellen, was zusätzliche Hinweise auf die biologische Aktivität der Läsion geben kann.

Die Computertomographie (CT) bietet gegenüber Röntgen und Ultraschall den Vorteil einer überaus präzisen, dreidimensionalen Darstellung auch komplexer anatomischer Regionen. Sie wird besonders bei Tumoren im Kopfbereich, etwa an Nase, Maulhöhle, Mittelohr oder Unterkiefer, eingesetzt, da diese Regionen mit herkömmlichen

Verfahren nur eingeschränkt beurteilbar sind. Auch für die Untersuchung der Wirbelsäule, der Brustorgane und schwer zugänglicher innerer Tumoren hat sich die CT als Standard etabliert. Sie erlaubt die genaue Lokalisation von Tumoren, deren Abgrenzung zu benachbarten Strukturen sowie die Beurteilung potenzieller Infiltrationen in Gefäße, Nerven oder Knochen. Dies ist besonders für die Operationsplanung, die Einschätzung der Resektabilität und die Prognoseabschätzung von großer Bedeutung.

Die Magnetresonanztomographie (MRT) wiederum gilt als das Verfahren mit der besten Gewebeauflösung im Bereich der Weichteile. Sie eignet sich daher insbesondere zur Darstellung des zentralen Nervensystems, also des Gehirns und des Rückenmarks, und ist das Mittel der Wahl bei Verdacht auf Hirntumoren, Rückenmarksläsionen oder infiltrativ wachsende Sarkome im Muskel- oder Bindegewebe. Durch die exzellenten Kontraste zwischen unterschiedlichen Gewebetypen ermöglicht die MRT eine besonders feine Differenzierung von Tumor und gesundem Gewebe. Dies ist entscheidend, wenn es um die präzise Abgrenzung von Tumorrändern geht, etwa vor neurochirurgischen Eingriffen oder in der Beurteilung komplexer Strukturen im Bereich des Schädels oder der Beckenregion.

Insgesamt stellt die bildgebende Diagnostik eine der tragenden Säulen der tiermedizinischen Onkologie dar. Sie bietet nicht nur die Möglichkeit, Tumoren sichtbar zu machen und ihre biologische Auswirkung zu beurteilen, sondern auch, den Verlauf einer Erkrankung unter Therapie zu beobachten und Therapieerfolge oder Rückfälle frühzeitig zu erkennen. Die Wahl des geeigneten Verfahrens richtet sich nach der klinischen Fragestellung, dem zu untersuchenden Organbereich sowie der Zielsetzung der Untersuchung – sei es Diagnose, Therapieplanung oder Verlaufsbeurteilung. In der täglichen Praxis sind oft Kombinationen mehrerer Verfahren notwendig, um ein vollständiges Bild der Erkrankung zu erhalten und eine individuell abgestimmte, wirkungsvolle Therapie einleiten zu können.

5.3 Zytologische und histopathologische Methoden

Die zytologische Untersuchung stellt einen wichtigen Bestandteil der onkologischen Diagnostik in der Veterinärmedizin dar und bietet eine schnelle, schonende Möglichkeit, zelluläre Veränderungen in verdächtigen Gewebestrukturen zu analysieren. Sie erfolgt in der Regel im Rahmen einer Feinnadelaspiration, bei der mithilfe einer dünnen Kanüle Zellmaterial aus einer tastbaren Schwellung, einem Lymphknoten oder einer Raumforderung entnommen wird. Das gewonnene Zellmaterial wird anschließend auf einen Objektträger ausgestrichen, getrocknet, gefärbt und mikroskopisch untersucht. Diese Methode ist minimalinvasiv, verursacht kaum Schmerzen, erfordert in den meisten Fällen keine Sedation und kann sowohl in der tierärztlichen

Allgemeinpraxis als auch in spezialisierten Kliniken durchgeführt werden. Ihre Anwendung ist besonders wertvoll, wenn eine schnelle Einschätzung der Natur einer Veränderung notwendig ist, etwa bei plötzlich auftretenden Schwellungen, bei generalisierten Lymphknotenvergrößerungen oder zur Kontrolle des Verlaufs bekannter Tumoren.

Unter dem Mikroskop werden die entnommenen Zellen in Bezug auf ihre Morphologie beurteilt. Wichtige Kriterien sind dabei die Form und Größe der Zellen, die Struktur und Ausprägung des Zellkerns, das Vorhandensein von Nukleolen, die Gleichmäßigkeit oder Atypie der Zellpopulation, die Anordnung der Zellen im Präparat sowie die Zahl und Art der Mitosen. Eine hohe Mitoseaktivität, eine unregelmäßige Kernstruktur oder das Auftreten mehrkerniger Zellen können auf eine maligne Transformation hindeuten. Auch entzündliche Begleitreaktionen, nekrotische Areale oder das Vorhandensein bestimmter Zelltypen – etwa Mastzellen, atypische Lymphozyten oder atypische Epithelzellen – lassen Rückschlüsse auf die zugrundeliegende Pathologie zu. Zwar erlaubt die Zytologie in vielen Fällen eine erste Differenzierung zwischen gutartigen und bösartigen Prozessen und liefert Hinweise auf den Ursprung des Tumors, jedoch kann sie keine umfassende Aussage über das Infiltrationsverhalten, die exakte Gewebestruktur oder die Wachstumsgrenzen eines Tumors treffen.

Für eine abschließende Diagnose, eine exakte Tumorklassifikation, das sogenannte Grading – also die Einschätzung des Differenzierungsgrades und der Aggressivität – sowie zur Beurteilung der Tumorinvasion in das umgebende Gewebe ist daher eine histopathologische Untersuchung erforderlich. Diese basiert auf der Analyse ganzer Gewebeabschnitte, die entweder chirurgisch im Rahmen einer Biopsie oder unter bildgebender Kontrolle, etwa durch Ultraschall oder CT-gestützte Verfahren, entnommen werden. Die gewonnenen Proben werden in einem standardisierten Verfahren fixiert (meist in Formalin), in Paraffin eingebettet, in dünne Schnitte verarbeitet und mit speziellen Farbstoffen gefärbt. Die häufigste Färbemethode ist die Hämatoxylin-Eosin-Färbung (H&E), die Zellkerne und Zytoplasma kontrastreich darstellt und eine Beurteilung der Gewebearchitektur ermöglicht.

Darüber hinaus kommen in der modernen Onkologie vermehrt immunhistochemische Techniken zum Einsatz, die es ermöglichen, spezifische Zelloberflächenmarker oder intrazelluläre Proteine sichtbar zu machen. Diese Verfahren sind besonders hilfreich, wenn die morphologische Zuordnung nicht eindeutig ist oder wenn eine präzisere Charakterisierung des Tumors erforderlich ist. Mit Hilfe spezieller Antikörper lassen sich z. B. epitheliale Zellen (etwa Karzinome), mesenchymale Zellen (etwa Sarkome) oder lymphatische Zellen (etwa Lymphome) identifizieren. Auch molekulare Marker wie Ki-67 zur Bestimmung der

Zellproliferation oder c-kit zur Diagnose von Mastzelltumoren können durch Immunhistochemie nachgewiesen werden. Diese zusätzlichen Informationen sind nicht nur für die korrekte Einordnung des Tumors relevant, sondern haben auch direkte therapeutische Konsequenzen, etwa bei der Entscheidung über die Anwendung zielgerichteter Therapien oder bei der Auswahl geeigneter Chemotherapieprotokolle.

Die histopathologische Untersuchung bildet damit die zentrale Entscheidungsgrundlage für alle weiterführenden therapeutischen Maßnahmen. Sie erlaubt eine objektive Einschätzung der Prognose, hilft bei der Auswahl der bestmöglichen Therapieoption und ermöglicht es, den Krankheitsverlauf differenziert zu überwachen. In Verbindung mit den klinischen, bildgebenden und labordiagnostischen Befunden liefert die Histopathologie ein umfassendes Bild der Erkrankung und ist somit ein unverzichtbares Instrument in der modernen, evidenzbasierten tierärztlichen Onkologie. Je früher und gezielter sie eingesetzt wird, desto höher sind die Chancen auf eine erfolgreiche Therapie und eine verbesserte Lebensqualität für das betroffene Tier.

5.4 Tumormarker, genetische Tests und Labordiagnostik

Die labormedizinische Diagnostik stellt ein zentrales unterstützendes Instrument in der tiermedizinischen Onkologie dar und liefert häufig entscheidende Hinweise für die Einschätzung von Tumorerkrankungen sowie ihrer systemischen Auswirkungen. Sie ergänzt die klinische, bildgebende und zytologisch-histologische Diagnostik durch objektive, quantifizierbare Parameter, die sowohl für die initiale Einschätzung als auch für das Monitoring unter Therapie oder zur Verlaufskontrolle von hoher Bedeutung sind. Dabei geht es nicht nur um die Erfassung von Veränderungen, die unmittelbar durch den Tumor selbst verursacht werden, sondern auch um das Erkennen sekundärer Krankheitsprozesse, die durch die Tumoraktivität, die Immunantwort oder paraneoplastische Syndrome hervorgerufen werden können.

Ein zentrales Element ist die hämatologische Untersuchung, also das klassische Blutbild. Hier können verschiedene Veränderungen beobachtet werden, die mit Tumorerkrankungen assoziiert sind. Anämien – also eine Verminderung der roten Blutkörperchen – treten beispielsweise bei chronischer Erkrankung, bei Tumorblutungen oder bei Knochenmarkinfiltration durch maligne Zellen auf. Thrombozytopenien, also ein Mangel an Blutplättchen, können durch eine direkte Beteiligung des Knochenmarks, durch vermehrten Verbrauch im Rahmen von Entzündungsreaktionen oder durch immunvermittelte Prozesse ausgelöst werden. Leukozytosen, also eine erhöhte Zahl weißer Blutkörperchen, können entweder Ausdruck einer sekundären Infektion, einer entzündlichen Reaktion auf

Tumorgewebe oder in bestimmten Fällen Zeichen einer hämatopoetischen Neoplasie wie einer Leukämie sein. Auch atypische Zellen im peripheren Blutbild, veränderte Lymphozytensubtypen oder das Auftreten von unreifen Blutzellen können Hinweise auf eine Beteiligung des blutbildenden Systems geben.

Die Serumchemie liefert zusätzliche Informationen über die Organfunktionen und den allgemeinen Gesundheitszustand des Tieres. Besonders wichtig ist die Einschätzung der Leber- und Nierenfunktion, da viele Tumorerkrankungen mit einer Beeinträchtigung dieser Organe einhergehen – entweder durch direkte Metastasierung, durch Druckeffekte oder durch toxische Begleitprozesse. Erhöhte Leberwerte, wie ALT, AST oder alkalische Phosphatase, können auf eine Leberbeteiligung hindeuten, während Veränderungen im Harnstoff- und Kreatininspiegel Hinweise auf eine eingeschränkte Nierenfunktion geben. Diese Werte sind auch entscheidend für die Planung medikamentöser Therapien, da viele Chemotherapeutika hepatisch oder renal metabolisiert werden. Darüber hinaus ermöglichen Entzündungsmarker wie das C-reaktive Protein (CRP) oder Fibrinogen Rückschlüsse auf das Ausmaß systemischer Reaktionen, etwa bei Tumornekrosen, Infektionen oder paraneoplastischen Entzündungen.

In jüngerer Zeit gewinnen spezielle Tumormarker zunehmend an Bedeutung, auch wenn ihr Einsatz in der veterinärmedizinischen Praxis bislang noch begrenzt ist. Ein

Beispiel ist der Nachweis von TCC-Antigen im Urin bei Übergangszellkarzinomen der Harnblase, der eine nichtinvasive Diagnosemöglichkeit darstellen kann. Solche Marker ermöglichen es, den Verdacht auf bestimmte Tumorarten zu erhärten oder den Verlauf der Erkrankung zu überwachen. Auch molekulargenetische Verfahren halten zunehmend Einzug in die tiermedizinische Diagnostik. So lassen sich bei bestimmten Lymphomen sogenannte Klonalitätstests durchführen, die auf der Polymerasekettenreaktion (PCR) basieren und eine Unterscheidung zwischen gutartigen, reaktiven Lymphknotenvergrößerungen und malignen Lymphomen ermöglichen.

Ein besonders praxisrelevanter Fortschritt ist die Möglichkeit, genetische Mutationen direkt nachzuweisen, die mit bestimmten Tumorarten assoziiert sind. Bei Mastzelltumoren beispielsweise ist die c-kit-Mutation ein wichtiges diagnostisches und prognostisches Merkmal. Sie beeinflusst nicht nur die Aggressivität des Tumors, sondern erlaubt auch eine gezielte therapeutische Intervention mit Tyrosinkinaseinhibitoren, die spezifisch auf die mutierten Signalwege wirken. Solche molekulardiagnostischen Verfahren eröffnen neue Möglichkeiten der personalisierten Tiermedizin, in der die Therapie nicht nur symptomatisch, sondern zielgerichtet auf die biologischen Eigenschaften des Tumors abgestimmt wird.

Zusammenfassend lässt sich feststellen, dass die labormedizinische Diagnostik in der tierärztlichen Onkologie weit über eine unterstützende Funktion hinausgeht. Sie liefert essentielle Informationen für die Diagnose, Prognose, Therapiekontrolle und Risikoabschätzung und entwickelt sich mit der zunehmenden Verfügbarkeit molekularer und genetischer Testverfahren stetig weiter. Ihre Kombination mit klinischen und bildgebenden Befunden erlaubt eine ganzheitliche Einschätzung des Krankheitsbildes und bildet damit eine unverzichtbare Grundlage für eine moderne, präzise und individuell angepasste Krebstherapie bei Hunden und Katzen.

5.5 Rolle der Telemedizin in der Krebsdiagnostik bei Haustieren

Die fortschreitende Digitalisierung hat in der Tiermedizin in den letzten Jahren tiefgreifende Veränderungen mit sich gebracht und insbesondere die onkologische Diagnostik erheblich erweitert und verbessert. Der gezielte Einsatz digitaler Technologien ermöglicht heute eine deutlich effizientere, vernetzte und qualitativ hochwertigere Diagnostik, auch über die Grenzen einzelner tierärztlicher Praxen oder Kliniken hinaus. Dabei spielt die Telemedizin eine zunehmend zentrale Rolle – insbesondere in der sogenannten Teleonkologie, also der digitalen Unterstützung bei der Diagnose, Behandlungsplanung und Verlaufskontrolle von Tumorerkrankungen bei Haustieren.

Ein wesentlicher Vorteil digitaler Technologien liegt in der Möglichkeit, bildgebende und mikroskopische Befunde in Echtzeit oder innerhalb kürzester Zeit an spezialisierte Institutionen weiterzuleiten. Röntgenbilder, Ultraschallaufnahmen, CT- und MRT-Datensätze, aber auch zytologische Ausstriche und histologische Präparate können digitalisiert und über sichere Plattformen an spezialisierte Labore, universitäre Tierkliniken oder erfahrene Fachtierärztinnen und -ärzte übermittelt werden. Diese digitale Kommunikation erlaubt eine rasche Begutachtung durch Expertinnen und Experten, die andernfalls regional nicht verfügbar wären. Besonders in weniger spezialisierten Praxen oder in ländlichen Regionen, wo komplexe onkologische Diagnostik bislang nur eingeschränkt möglich war, eröffnet dies neue diagnostische und therapeutische Optionen. Der Erhalt einer fundierten Zweitmeinung innerhalb kurzer Zeit verbessert nicht nur die diagnostische Sicherheit, sondern trägt auch zur Vertrauensbildung zwischen Tierärztin oder Tierarzt, Tierhalterin oder Tierhalter und behandelndem Team bei.

Darüber hinaus erlaubt die Telemedizin die Durchführung interdisziplinärer Fallkonferenzen, bei denen verschiedene Spezialistinnen und Spezialisten – etwa aus der Bildgebung, der Onkologie, der Chirurgie oder der Pathologie – gemeinsam Behandlungsstrategien erarbeiten. Diese kollaborative Form der Fallbesprechung trägt zu einem ganzheitlichen, individuell abgestimmten Therapieansatz bei und gewährleistet eine umfassende Betreuung auch bei komplexen Tumorerkrankungen. Digitale Plattformen bieten zudem die Möglichkeit, den Verlauf einer Therapie strukturiert zu dokumentieren, Befunde und Laborwerte zu integrieren und den Krankheitsverlauf über längere Zeiträume hinweg zu analysieren. Dies ist insbesondere bei chronischen, langsam fortschreitenden oder wiederkehrenden Tumorerkrankungen von großer Bedeutung.

Ein weiteres zukunftsweisendes Feld ist der Einsatz künstlicher Intelligenz (KI) in der digitalen Diagnostik. Erste Anwendungen ermöglichen bereits die automatisierte Auswertung von Röntgenbildern, die Klassifikation zytologischer Zellbilder oder die Analyse histopathologischer Schnitte. Diese Verfahren stehen noch am Anfang ihrer Entwicklung, zeigen jedoch großes Potenzial, die tierärztliche Diagnostik weiter zu unterstützen und standardisierte, reproduzierbare Einschätzungen auch in der Breite zugänglich zu machen.

Insgesamt stellt die Teleonkologie eine vielversprechende Ergänzung zur klassischen onkologischen Diagnostik dar. Sie trägt zu einer schnelleren, differenzierteren Entscheidungsfindung bei, fördert die Vernetzung von Praxen und Kliniken und ermöglicht einen niederschwelligen Zugang zu hochspezialisiertem Fachwissen. In einer Zeit zunehmender Spezialisierung und wachsender technischer Möglichkeiten bietet sie das Potenzial, die Qualität der Krebsdiagnostik und -behandlung in der Tiermedizin nachhaltig zu verbessern – zum Wohle der betroffenen Tiere und zur Unterstützung der behandelnden Fachkräfte in ihrem diagnostischen und therapeutischen Alltag.

6. Klassifikation und Stadieneinteilung von Tumoren

Die präzise Klassifikation und exakte Stadieneinteilung von Tumoren bei Haustieren ist eine unverzichtbare Voraussetzung für die Wahl einer angemessenen therapeutischen Strategie sowie für die Einschätzung der Prognose. Während die Diagnose einer Tumorerkrankung anzeigt, dass ein neoplastischer Prozess vorliegt, gibt erst die Klassifikation darüber Auskunft, um welche Art von Tumor es sich handelt, aus welchem Ursprungsgewebe er hervorgegangen ist und mit welcher biologischen Aggressivität zu rechnen ist. Die Stadieneinteilung wiederum gibt Auskunft über die Ausbreitung im Organismus, also über Tumorgröße, Invasionstiefe, Lymphknotenbeteiligung und mögliche Metastasierung. Beide Aspekte – histologische Typisierung und klinisches Staging – bilden zusammen das Fundament jeder therapeutischen Entscheidungsfindung in der Veterinäronkologie.

6.1 TNM-System in der Tiermedizin

Die systematische Einteilung von Tumoren in Stadien ist ein entscheidender Schritt für die strukturierte Diagnostik, Therapieplanung und Prognoseeinschätzung bei onkologischen Erkrankungen. In der Veterinärmedizin hat sich das sogenannte TNM-System etabliert, das ursprünglich aus der Humanmedizin stammt und in angepasster Form erfolgreich auf tierische Patienten übertragen wurde. Dieses international anerkannte Schema erlaubt eine einheitliche Beschreibung des Krankheitsstadiums und erleichtert dadurch nicht nur die interdisziplinäre Kommunikation, sondern auch die Vergleichbarkeit klinischer Studien und die Ableitung standardisierter Behandlungsstrategien.

Das Akronym TNM steht für die drei zentralen diagnostischen Parameter: Tumor (T), Nodus (N) und Metastasen (M). Jeder dieser Parameter beschreibt einen spezifischen Aspekt des Tumorverhaltens und trägt gemeinsam zur Gesamteinschätzung der Tumorausdehnung und des biologischen Fortschreitens der Erkrankung bei. Der T-Status bezieht sich auf den Primärtumor und beschreibt dessen Größe sowie das Ausmaß der lokalen Infiltration. Die Skala reicht von T0 – was bedeutet, dass kein sichtbarer oder messbarer Primärtumor nachweisbar ist – über T1 und T2, die kleinere bis mittelgroße Tumoren ohne oder mit begrenzter Invasion bezeichnen, bis hin zu T3 und T4, die große Tumoren mit tiefgreifender Infiltration umliegender Gewebe oder Organe charakterisieren. Diese Einteilung ist nicht nur für die Einschätzung der operativen Resektabilität wichtig, sondern liefert auch Hinweise auf die biologische Aggressivität des Tumors.

Der N-Status beschäftigt sich mit der Beteiligung der regionären Lymphknoten. Lymphknoten sind häufig die ersten Stationen für die Metastasierung von Tumorzellen, insbesondere bei Karzinomen und einigen Formen von

Sarkomen. Ein Befund von N0 bedeutet, dass keine Beteiligung nachweisbar ist, während N1 und N2 eine zunehmende Infiltration der Lymphknoten darstellen. Die genaue Differenzierung erfolgt auf Basis von Größe, Zahl und histopathologischer Invasionstiefe der betroffenen Lymphknoten. Die Untersuchung der Lymphknoten – sei es durch Palpation, bildgebende Verfahren oder Biopsie – ist daher ein zentraler Bestandteil jeder onkologischen Untersuchung und liefert essenzielle prognostische Informationen.

Der M-Status schließlich beschreibt das Vorhandensein oder Fehlen von Fernmetastasen, also von Tumorabsiedelungen in Organen oder Geweben, die nicht in unmittelbarer Nachbarschaft des Primärtumors liegen. M0 steht für das Fehlen solcher Metastasen, M1 für ihren Nachweis, etwa in Lunge, Leber, Knochen oder Gehirn. Der Nachweis von Metastasen hat unmittelbare Auswirkungen auf die Wahl und Zielsetzung der Therapie – während lokal begrenzte Tumoren häufig kurativ behandelt werden können, erfordern metastasierte Erkrankungen in der Regel palliative oder systemisch orientierte Therapiekonzepte.

Trotz seiner Standardisierung ist die vollständige Anwendung des TNM-Systems in der tierärztlichen Praxis nicht immer uneingeschränkt möglich. Technische Einschränkungen – etwa durch die begrenzte Verfügbarkeit hochauflösender Bildgebung oder spezialisierter Labordiagnostik – sowie ökonomische Faktoren, die diagnostische

Maßnahmen beeinflussen, können die Umsetzung erschweren. Dennoch stellt das TNM-System einen wertvollen Rahmen dar, um den Umfang einer Tumorerkrankung systematisch zu erfassen und darauf aufbauend eine abgestufte, nachvollziehbare Therapieplanung zu entwickeln.

Es bietet Orientierung bei der Beurteilung des klinischen Verlaufs, erleichtert die Kommunikation mit Tierhalterinnen und Tierhaltern sowie mit überweisenden oder mitbehandelnden Kolleginnen und Kollegen und trägt zur Strukturierung onkologischer Entscheidungsprozesse bei.

Darüber hinaus erlaubt die Anwendung des TNM-Systems eine differenzierte Prognoseeinschätzung, die über pauschale Aussagen hinausgeht. Ein Tier mit einem T1N0M0-Tumor hat in der Regel eine deutlich günstigere Prognose und ein breiteres therapeutisches Fenster als ein Patient mit einem T3N2M1-Stadium. Diese differenzierte Einschätzung ermöglicht eine individuell angepasste Therapie, bei der sowohl die biologische Situation des Tumors als auch die Lebensqualität des Tieres, die Erwartungen der Halter und die realisierbaren medizinischen Optionen einbezogen werden können. In diesem Sinne ist das TNM-System ein wichtiger Baustein auf dem Weg zu einer modernen, strukturierten und patientenzentrierten onkologischen Versorgung in der Tiermedizin.

6.2 Grading und Histologie der Tumoren

Neben der Stadieneinteilung durch das TNM-System ist das Grading eines Tumors ein ebenso zentraler Parameter in der onkologischen Beurteilung, da es wichtige Informationen über die biologische Aggressivität und das zu erwartende Verhalten einer Tumorerkrankung liefert. Im Gegensatz zur Stadieneinteilung, die den Ausbreitungsgrad eines Tumors im Körper beschreibt, konzentriert sich das Grading auf die mikroskopischen Eigenschaften der Tumorzellen und gibt Aufschluss darüber, wie stark sich diese Zellen vom gesunden Ursprungsgewebe unterscheiden. Das Grading erfolgt im Rahmen der histopathologischen Untersuchung von Gewebeproben und bildet in Kombination mit der Tumorklassifikation eine essenzielle Grundlage für die individuelle Therapieplanung.

Zentrale Kriterien beim histologischen Grading sind die Zelldifferenzierung, die Mitoseaktivität, die Größe und Form der Zellkerne, das Verhältnis von Zellkern zu Zellplasma (Kern-Plasma-Relation) sowie die Erhaltung oder der Verlust der typischen Gewebearchitektur. Gut differenzierte Tumoren weisen eine Zell- und Gewebestruktur auf, die dem Ursprungsgewebe noch relativ stark ähnelt. Die Zellen erscheinen geordnet, ihre Kerne sind gleichmäßig geformt, und die Teilungsrate ist niedrig. Solche Tumoren zeigen in der Regel ein langsames Wachstum und ein geringeres Potential zur Invasion und Metastasierung. Sie werden als niedriggradig (Grad I) eingestuft und haben häufig eine günstige Prognose.

Demgegenüber stehen schlecht differenzierte oder undifferenzierte Tumoren, bei denen die ursprüngliche Gewebestruktur kaum noch erkennbar ist. Die Zellen sind unregelmäßig, zeigen ausgeprägte Atypien, weisen große oder mehrfach vorhandene Zellkerne auf und haben eine hohe mitotische Aktivität, was auf ein rasches Zellwachstum hindeutet. Diese Tumoren sind meist aggressiv, infiltrieren das umliegende Gewebe, metastasieren frühzeitig und sprechen oft nur begrenzt auf chirurgische Maßnahmen an. Sie werden als hochgradig (Grad III) klassifiziert und erfordern in der Regel eine umfassende, multimodale Therapie, die neben chirurgischen Eingriffen auch Chemotherapie, Bestrahlung oder zielgerichtete Medikamente einschließen kann. Tumoren mit mittlerem Differenzierungsgrad (Grad II) liegen prognostisch und therapeutisch zwischen diesen beiden Extremen und erfordern eine sorgfältige Einzelfallbeurteilung.

Das Grading hat damit unmittelbare Auswirkungen auf die Prognoseeinschätzung und die therapeutische Strategie. Während ein niedriggradiger Tumor unter Umständen durch vollständige chirurgische Entfernung als geheilt gelten kann, müssen bei hochgradigen Tumoren zusätzliche Maßnahmen ergriffen werden, um die Ausbreitung zu kontrollieren, Rückfälle zu verhindern und die Lebensqualität des Tieres zu erhalten. In der veterinärmedizinischen

Praxis kommt dem Grading insbesondere bei Mammatumoren, Mastzelltumoren, Lymphomen und Weichteilsarkomen eine große Bedeutung zu, da diese Tumorarten besonders häufig auftreten und in ihrem biologischen Verhalten stark variieren können. Ein differenziertes Grading ist hier essenziell, um über das therapeutische Vorgehen entscheiden und Tierhalterinnen und Tierhalter fundiert beraten zu können.

Darüber hinaus ermöglicht die histologische Untersuchung die präzise Klassifikation des Tumors nach seinem Ursprungsgewebe, was für das Verständnis der Erkrankung und die Auswahl geeigneter Therapieformen von fundamentaler Bedeutung ist. Epitheliale Tumoren, also Karzinome, gehen von Haut-, Drüsen- oder Schleimhautepithelien aus und neigen häufig zur lymphogenen Metastasierung. Mesenchymale Tumoren oder Sarkome entstammen Binde-, Muskel-, Knochen- oder Fettgewebe und metastasieren eher hämatogen. Hämatopoetische Neoplasien wie Lymphome oder Leukämien betreffen das blutbildende und lymphatische System und zeigen meist eine systemische Ausbreitung. Neuroendokrine Tumoren, die aus hormonproduzierenden Zellen hervorgehen, sind vergleichsweise selten, aber biologisch hochaktiv und diagnostisch herausfordernd.

Besondere Aufmerksamkeit verdienen auch sogenannte gemischte Tumoren, die bei Tieren – insbesondere im Bereich der Milchdrüse – gar nicht so selten sind. Diese

Neoplasien bestehen aus Anteilen unterschiedlicher Gewebearten, etwa aus epithelialen und mesenchymalen Komponenten, und stellen hohe Anforderungen an die histologische Diagnostik. Ihre biologische Relevanz ist unterschiedlich, weshalb eine genaue Subtypisierung und Grading-Bewertung auch in diesen Fällen von großer Bedeutung ist.

Insgesamt trägt das Grading in Verbindung mit der histologischen Klassifikation entscheidend dazu bei, die biologische Dynamik eines Tumors zu verstehen, den Krankheitsverlauf einzuschätzen und eine zielgerichtete, evidenzbasierte Therapie zu entwickeln. Es steht damit im Zentrum eines modernen, individualisierten onkologischen Konzepts, das nicht allein auf klinischen Symptomen, sondern auf fundierter Gewebe- und Zellbiologie basiert. Die Qualität dieser diagnostischen Einschätzung ist maßgeblich für den therapeutischen Erfolg und stellt ein Schlüsselelement jeder professionellen Tumorbehandlung in der Tiermedizin dar.

6.3 Relevanz der Stadieneinteilung für Therapieentscheidungen

Die Stadieneinteilung eines Tumors ist ein zentraler Pfeiler in der veterinäronkologischen Entscheidungsfindung und bildet die Grundlage für die individuelle Therapieplanung jedes betroffenen Tieres. Sie dient nicht nur der medizinischen Strukturierung des Krankheitsverlaufs, sondern stellt zugleich eine Brücke zwischen Diagnostik, Therapie, Prognose und Kommunikation mit den Tierhalterinnen und Tierhaltern dar. Durch die systematische Einschätzung von Tumorgröße, Lymphknotenbeteiligung und Metastasierung lässt sich differenziert beurteilen, welche therapeutischen Optionen realistisch sind, welche Risiken bestehen und welches Ziel eine Behandlung verfolgen sollte.

Ein lokal begrenzter Tumor, bei dem weder eine Beteiligung der regionären Lymphknoten noch Fernmetastasen nachgewiesen werden können, bietet unter Umständen die Chance auf vollständige chirurgische Entfernung. In solchen Fällen kann die Therapie kurativ ausgerichtet sein, also auf vollständige Heilung abzielen. Voraussetzung hierfür ist neben der technischen Möglichkeit zur vollständigen Resektion auch eine exakte präoperative Bildgebung, um die tatsächliche Ausdehnung und das lokale Infiltrationsverhalten des Tumors zu erfassen. Ist der Tumor gut abgrenzbar, klein und auf das Ursprungsgewebe beschränkt, kann in vielen Fällen eine alleinige Operation ausreichen, um eine dauerhafte Remission oder Heilung zu erreichen.

Ganz anders gestaltet sich die Situation bei fortgeschrittenen Tumoren, die bereits in umliegende Gewebe eingewachsen sind, Lymphknoten metastasiert haben oder Fernmetastasen aufweisen. In diesen Fällen ist eine kurative Therapie nur selten möglich, und der Behandlungsansatz verlagert sich auf eine multimodale Strategie. Dazu zählen chirurgische Eingriffe zur Reduktion der Tumormasse, systemische Chemotherapie zur Bekämpfung disseminierter Tumorzellen, gezielte molekulare Therapien bei genetisch charakterisierten Tumoren sowie Strahlentherapie zur lokalen Kontrolle nicht-operabler Läsionen. Solche Therapiekombinationen erfordern eine differenzierte Planung, eine interdisziplinäre Herangehensweise und eine kontinuierliche Evaluation des Therapieverlaufs.

Das Tumorstadium beeinflusst auch maßgeblich die Wahl der Operationstechnik. Während bei kleinen Tumoren mit klarer Abgrenzung ein gewebeschonender Eingriff möglich sein kann, erfordern infiltrative oder schlecht abgrenzbare Tumoren eine ausgedehntere Resektion mit Sicherheitsrändern. Auch die Frage, ob und in welchem Umfang Lymphknoten chirurgisch entfernt werden sollen, hängt direkt vom Staging ab. Bei Tumoren mit hohem Metastasierungspotenzial, etwa Mastzelltumoren oder malignen Mammatumoren, ist die prophylaktische oder therapeutische Lymphknotenentfernung ein wichtiger Bestandteil der Gesamttherapie. Weiterhin beeinflusst das Stadium die Indikation für weiterführende bildgebende Verfahren wie CT oder MRT, insbesondere bei unklarer Lymphknotendiagnostik oder bei Verdacht auf Organmetastasen.

Darüber hinaus hat die Stadieneinteilung unmittelbaren Einfluss auf die Dringlichkeit therapeutischer Maßnahmen. Ein schnell wachsender, metastasierender Tumor erfordert zügiges Handeln und ein klar strukturiertes Vorgehen, während bei langsam wachsenden, lokalisierten Tumoren mit geringer biologischer Aktivität eine kontrollierte Abwägung und gegebenenfalls auch eine abwartende Strategie sinnvoll sein kann. Das Tumorstadium erlaubt somit eine medizinisch begründete Priorisierung, hilft bei der Ressourcenplanung und ist unverzichtbar für eine verantwortungsvolle Entscheidungsfindung.

Auch im Gespräch mit den Tierhalterinnen und Tierhaltern nimmt die Stadieneinteilung eine zentrale Rolle ein. Sie schafft Transparenz über die Schwere der Erkrankung, ermöglicht eine realistische Einschätzung der Erfolgsaussichten und fördert die gemeinsame Erarbeitung eines therapeutischen Zieles. Ob eine Heilung angestrebt, ein möglichst langes tumorfreies Intervall erreicht oder ausschließlich die Lebensqualität erhalten werden soll, hängt entscheidend davon ab, wie weit die Erkrankung zum Zeitpunkt der Diagnose fortgeschritten ist. Die Einordnung des Tumors in ein nachvollziehbares Schema vermittelt Struktur, schafft Orientierung und ist eine wesentliche Grundlage für eine informierte Zustimmung zu therapeutischen Maßnahmen.

Nicht zuletzt ist das Tumorstadium auch ein entscheidender Prognosefaktor. Zahlreiche Studien belegen, dass es der stärkste Einzelprädiktor für das langfristige Überleben sowie für die zu erwartende Lebensqualität des betroffenen Tieres ist. Je früher ein Tumor erkannt und klassifiziert wird, desto höher sind die Chancen auf eine erfolgreiche Therapie. Ein präzises Staging, das alle verfügbaren diagnostischen Methoden sinnvoll integriert, ermöglicht eine individuelle, evidenzbasierte Behandlungsstrategie und ist somit ein zentrales Instrument moderner Tiermedizin. Es trägt nicht nur zur medizinischen Qualitätssicherung bei, sondern fördert auch ethisch verantwortungsvolle Entscheidungsprozesse – zum Wohl des Tieres und im respektvollen Dialog mit den betreuenden Menschen.

6.4 Prognoseabschätzung und individuelle Verlaufserwartung

Die Prognose bei Tumorerkrankungen von Haustieren ist das Ergebnis eines komplexen Zusammenspiels zahlreicher medizinischer, biologischer und individueller Faktoren, die in ihrer Gesamtheit über Verlauf, Lebenserwartung, Lebensqualität und therapeutische Perspektiven entscheiden. Dabei geht es nicht allein um die Einschätzung der Überlebenszeit, sondern vielmehr um eine umfassende Betrachtung des Krankheitsbildes, die sowohl medizinisch-objektive Kriterien als auch die subjektive Lebenssituation des Tieres und die Möglichkeiten seiner Bezugspersonen berücksichtigt.

Von zentraler Bedeutung für die Prognose ist zunächst die genaue Tumorart. Jede Neoplasie folgt einem eigenen biologischen Muster, das durch Wachstumsgeschwindigkeit,

Invasionsverhalten, Metastasierungsneigung und Therapieansprechbarkeit bestimmt wird. So zeigen beispielsweise gut differenzierte Mammatumoren oder subkutane Lipome bei vollständiger Entfernung häufig eine ausgezeichnete Prognose, während aggressive Formen wie Hämangiosarkome, Osteosarkome oder hochgradige Lymphome selbst unter intensiver Therapie oft eine begrenzte Lebenserwartung mit sich bringen. Eng damit verknüpft ist das histologische Grading, das Auskunft darüber gibt, wie stark sich die Tumorzellen vom gesunden Ursprungsgewebe unterscheiden. Ein niedriges Grading deutet auf eine langsamere Tumorprogression hin, während ein hohes Grading auf eine aggressive Biologie und ein erhöhtes Rückfall- oder Metastasierungsrisiko schließen lässt.

Das klinische Stadium der Erkrankung zum Zeitpunkt der Diagnose zählt zu den wichtigsten Einzelprädiktoren für die Prognose. Ein frühzeitig erkannter, lokal begrenzter Tumor lässt sich oft kurativ behandeln, während fortgeschrittene Tumoren mit systemischer Ausbreitung in vielen Fällen nur noch palliativ kontrolliert werden können. Je genauer die Tumorausdehnung durch bildgebende Verfahren und Lymphknotenuntersuchungen erfasst wird, desto präziser lässt sich auch die Prognose formulieren und das therapeutische Vorgehen planen. Dabei spielt auch die biologische Aggressivität des Tumors eine Rolle, die sich nicht nur aus dem Grading ergibt, sondern auch aus molekularen Eigenschaften wie bestimmten Mutationen,

Proliferationsmarkern oder dem Ansprechen auf immunologische Kontrollmechanismen.

Die genetische Ausstattung des Tumors ist zunehmend Gegenstand intensiver Forschung. Mutationen in bestimmten Genen – wie beispielsweise c-kit bei Mastzelltumoren – beeinflussen nicht nur das biologische Verhalten des Tumors, sondern eröffnen auch therapeutische Optionen mit gezielt wirkenden Medikamenten. Die Immunantwort des Tieres, also seine Fähigkeit, Tumorzellen zu erkennen und zu eliminieren, spielt ebenfalls eine bedeutsame Rolle, insbesondere bei der Anwendung immunologischer oder immunmodulatorischer Therapien.

Auch patientenbezogene Faktoren beeinflussen die Prognose wesentlich. Alter, allgemeiner Gesundheitszustand, Vorliegen von Begleiterkrankungen, Belastbarkeit und Erholungsfähigkeit beeinflussen nicht nur die Therapietauglichkeit, sondern auch die Lebensqualität während und nach einer Behandlung. Ein junger, immunkompetenter Hund ohne Vorerkrankungen wird unter gleichen Tumorbedingungen eine andere Prognose haben als ein geriatrischer Patient mit kardialer oder metabolischer Komorbidität.

Ein weiterer zentraler Einflussfaktor ist die Verfügbarkeit wirksamer therapeutischer Maßnahmen. Ob eine chirurgische Entfernung möglich ist, ob Chemotherapie zur Verfügung steht, ob Strahlentherapie oder gezielte

Medikamente eingesetzt werden können, hängt nicht nur vom Tumortyp ab, sondern auch von den organisatorischen und finanziellen Rahmenbedingungen. Ebenso bedeutsam ist das Ansprechen des Tumors auf die eingeleitete Therapie, das in der Verlaufskontrolle durch klinische, labordiagnostische und bildgebende Verfahren regelmäßig überprüft werden sollte. Tumoren, die unter Therapie schrumpfen oder sich stabilisieren, weisen eine deutlich günstigere Prognose auf als solche, die resistent oder progredient verlaufen.

Die Prognoseabschätzung dient dabei nicht nur der nüchternen Einschätzung der Lebenserwartung, sondern auch der Beurteilung der zu erwartenden Lebensqualität, des Risikos eines Rückfalls, der Belastung durch die Behandlung sowie der Aussicht auf symptomfreie oder zumindest beschwerdearme Intervalle. Moderne Prognosemodelle versuchen, diesen komplexen Faktorenreichtum durch multivariate Analysen und Entscheidungsbäume zu strukturieren, sodass eine individuellere und differenziertere Prognose möglich wird. Sie integrieren medizinische Daten mit ethischen, emotionalen und praktischen Aspekten und ermöglichen so eine tierzentrierte, verantwortungsbewusste Entscheidungsfindung.

Für die behandelnde Tierärztin oder den behandelnden Tierarzt ist es von entscheidender Bedeutung, diese prognostischen Einschätzungen offen, empathisch und fachlich fundiert mit den Tierhalterinnen und Tierhaltern zu kommunizieren. Die Prognose darf nicht als starre Zahl oder als bloßer medizinischer Wert verstanden werden, sondern muss in den Kontext des Einzelfalls eingebettet werden. Dabei sollte das Ziel immer sein, gemeinsam einen Behandlungsplan zu entwickeln, der sowohl das Wohl des Tieres als auch die Möglichkeiten, Wünsche und Grenzen der betreuenden Menschen respektiert.

Die Kombination aus wissenschaftlich fundierter Stadieneinteilung, differenzierter Prognoseabschätzung und empathischer Begleitung bildet damit die Grundlage jeder verantwortungsvollen tierärztlichen Onkologie. Sie stellt sicher, dass Therapieentscheidungen nicht nur medizinisch begründet, sondern auch menschlich nachvollziehbar und ethisch vertretbar sind – und damit dem Anspruch einer modernen, ganzheitlichen Tiermedizin gerecht werden.

7. Therapeutische Ansätze und Heilungsverfahren

Die Therapie von Krebserkrankungen bei Haustieren ist ein dynamisches, interdisziplinäres Feld, das sich in den letzten Jahrzehnten erheblich weiterentwickelt hat. Während früher oft die alleinige Entscheidung zwischen Euthanasie oder chirurgischer Entfernung stand, bietet die moderne Veterinäronkologie heute ein breites Spektrum therapeutischer Möglichkeiten, das chirurgische, medikamentöse, strahlentherapeutische, immunologische, zellbasierte und palliativmedizinische Verfahren umfasst. Ziel dieser Behandlungen ist nicht nur die Verlängerung der Lebenszeit, sondern auch – und zunehmend in den Vordergrund rückend – der Erhalt oder die Wiederherstellung der Lebensqualität des erkrankten Tieres. Die Entscheidung für eine bestimmte Therapieform hängt von der Tumorart, dem Stadium der Erkrankung, dem Allgemeinzustand des Tieres, der prognostischen Einschätzung sowie den individuellen Möglichkeiten und Wünschen der Tierhalter ab.

7.1 Chirurgische Therapieformen und deren Grenzen

Die chirurgische Entfernung eines Tumors ist in der tierärztlichen Onkologie nach wie vor eine der wirkungsvollsten und am häufigsten eingesetzten Therapieoptionen, insbesondere bei lokalisierten Tumoren ohne Anzeichen einer Metastasierung. Wenn der Allgemeinzustand des Tieres stabil ist, die anatomische Lage des Tumors einen operativen Zugang erlaubt und eine vollständige Entfernung mit ausreichendem Sicherheitsabstand möglich erscheint, steht die kurative Intention im Vordergrund. Das Ziel der Operation ist in solchen Fällen die vollständige Exzision aller tumorösen Zellen, was potenziell zu einer vollständigen Heilung führen kann. Dieser Ansatz ist besonders bei Tumoren wie Weichteilsarkomen, Mastzelltumoren oder Mammatumoren von großer Relevanz, da diese bei frühzeitiger Diagnosestellung oft vollständig resezierbar sind und die chirurgische Entfernung eine ausgezeichnete Prognose ermöglichen kann.

Die präoperative Planung erfordert jedoch eine fundierte Kenntnis des spezifischen Tumorverhaltens, insbesondere hinsichtlich seines Wachstums- und Invasionsmusters. Tumoren unterscheiden sich erheblich darin, wie sie sich in das umliegende Gewebe ausdehnen, ob sie klar abgegrenzt sind oder diffus infiltrierend wachsen und ob sie mikroskopische Satellitenherde ausbilden. Diese biologischen Eigenschaften bestimmen maßgeblich die Operationsstrategie und den erforderlichen Sicherheitsabstand, der notwendig ist, um ein tumorfreies Resektionsgebiet zu erreichen. Eine präzise bildgebende Diagnostik – etwa durch Sonographie, CT oder MRT – ist daher unerlässlich, um die Ausdehnung des Tumors vollständig zu erfassen und die chirurgischen Schritte exakt zu planen.

Trotz aller Fortschritte in der chirurgischen Technik stößt die operative Tumorentfernung bei bestimmten Tumorlokalisationen oder fortgeschrittenem Krankheitsstadium an ihre Grenzen. Tumoren, die sich in anatomisch schwer zugänglichen Regionen wie dem Gehirn, innerhalb des Brustkorbs, in der Beckenhöhle oder im Bereich der Wirbelsäule befinden, sind häufig nur eingeschränkt resezierbar. Das hohe Risiko für operative Komplikationen, etwa durch Gefäßverletzungen, Schädigungen funktionell wichtiger Nerven oder Organe, schränkt die Radikalität des Eingriffs ein. Auch infiltrierend wachsende Tumoren, die mehrere Gewebearten oder Organe gleichzeitig betreffen, oder solche, die bereits in Form multipler Herde vorliegen, lassen sich in vielen Fällen nicht vollständig entfernen.

In solchen Situationen kommt häufig das Konzept der debulking surgery zur Anwendung. Dabei wird der Tumor nicht vollständig, sondern nur in seiner Masse reduziert, um die klinischen Symptome zu lindern, die Lebensqualität zu verbessern oder die Wirksamkeit anschließender Therapieformen wie Chemotherapie oder Bestrahlung zu erhöhen. Debulking-Operationen können insbesondere bei Tieren mit starker Tumorlast, schmerzhaften oder obstruktiven Tumoren oder zur Kontrolle von lokalem Fortschreiten sinnvoll sein, auch wenn sie nicht heilend wirken. Sie dienen dabei oft als Teil eines multimodalen Therapiekonzepts und erfordern eine enge Abstimmung mit anderen Fachdisziplinen.

Die Durchführung einer Tumoroperation erfordert stets eine sorgfältige präoperative Vorbereitung, eine hohe chirurgische Kompetenz und eine engmaschige postoperative Betreuung. Faktoren wie Narkosefähigkeit, Blutgerinnung, immunologische Stabilität und Wundheilungspotenzial müssen vorab abgeklärt werden. Während des Eingriffs ist eine präzise Technik erforderlich, um Blutungen zu minimieren, Gewebe zu schonen und eine exakte Tumorresektion mit adäquaten Rändern zu erzielen. Die intraoperative Beurteilung von Tumorrändern – beispielsweise durch Schnellfärbung – kann helfen, die Vollständigkeit der Entfernung zu überprüfen.

Nach der Operation ist eine intensive Nachsorge notwendig, um mögliche Komplikationen frühzeitig zu erkennen und zu behandeln. Wundheilungsstörungen, seröse Flüssigkeitsansammlungen, Nachblutungen oder Infektionen können nicht nur das Wohlbefinden des Tieres beeinträchtigen, sondern auch die onkologische Prognose verschlechtern. Besonders kritisch ist die Frage, ob die Tumorränder im histopathologischen Befund als „clean" – also tumorfrei – beurteilt werden. Sind Tumorzellen am Resektionsrand nachweisbar, steigt das Risiko eines lokalen Rezidivs deutlich an, was gegebenenfalls eine erneute Operation oder eine adjuvante Therapie erforderlich macht.

In vielen Fällen wird die chirurgische Therapie daher mit weiteren Behandlungsformen kombiniert, um das Risiko eines Rückfalls zu reduzieren oder systemische

Tumorzellen zu bekämpfen. Eine postoperative Chemotherapie kann beispielsweise dann angezeigt sein, wenn ein Tumor hohes metastatisches Potenzial aufweist oder bereits Lymphknoten befallen sind. Auch die Bestrahlung des Operationsgebiets kann sinnvoll sein, insbesondere bei Tumoren mit engem oder nicht ganz sauberem Resektionsrand oder bei Tumoren, die eine hohe Rückfallneigung zeigen.

Insgesamt stellt die chirurgische Therapie ein zentrales Element der veterinäronkologischen Versorgung dar, das in vielen Fällen die besten Chancen auf Heilung oder langfristige Kontrolle bietet. Ihr Erfolg hängt jedoch von einer Vielzahl von Faktoren ab: von der Tumorbiologie, der anatomischen Lage, dem Allgemeinzustand des Tieres, der chirurgischen Erfahrung und der adäquaten postoperativen Betreuung. Als Teil eines ganzheitlichen Therapiekonzepts muss sie stets individuell geplant, sorgfältig ausgeführt und engmaschig überwacht werden – zum Wohle des Tieres und im Bewusstsein der Möglichkeiten und Grenzen, die diese Therapieform mit sich bringt.

7.2 Strahlentherapie in der Kleintieronkologie

Die Strahlentherapie stellt in der tierärztlichen Onkologie eine hochspezialisierte, technisch anspruchsvolle und zugleich äußerst effektive Behandlungsoption dar, die insbesondere in Fällen zur Anwendung kommt, in denen chirurgische Maßnahmen nicht möglich, unzureichend oder mit zu großen Risiken verbunden sind. Sie beruht auf dem Prinzip, Tumorzellen durch gezielte Applikation ionisierender Strahlung irreversibel zu schädigen, indem deren DNA so stark beschädigt wird, dass sich die Zellen nicht mehr teilen können und letztlich zugrunde gehen. Dabei wird größter Wert auf die Schonung des umliegenden gesunden Gewebes gelegt, was durch präzise Planung, computergestützte Simulationen und moderne Bestrahlungstechnologien wie Linearbeschleuniger ermöglicht wird.

Diese Linearbeschleuniger erzeugen hochenergetische Photonenstrahlung, die sich exakt auf das betroffene Tumorareal fokussieren lässt. Durch die computergestützte Bestrahlungsplanung kann die Dosisverteilung im Körper des Tieres so gesteuert werden, dass die maximale Dosis das Tumorgewebe erreicht, während benachbarte Organe möglichst verschont bleiben. Die Bestrahlung erfolgt in der Regel in mehreren Fraktionen – also über eine Serie von Sitzungen –, was nicht nur die Wirksamkeit erhöht, sondern auch das Risiko für Nebenwirkungen reduziert. Diese Vorgehensweise basiert auf dem Prinzip, dass Tumorzellen sich schlechter von Strahlenschäden erholen als gesunde Zellen, die zwischen den Fraktionen Zeit zur Regeneration erhalten.

Indikationen für eine Strahlentherapie bestehen insbesondere bei Tumoren, die sich chirurgisch nicht oder nur mit unvertretbaren funktionellen Verlusten entfernen lassen.

Dazu gehören beispielsweise Tumoren im Kopf- und Halsbereich – etwa Nasen-, Ohren- oder Kehlkopftumoren –, intrakranielle oder intraspinale Tumoren sowie Tumoren im Bereich der Maulhöhle, der Orbita oder der Nasennebenhöhlen. Auch Resttumoren nach unvollständiger chirurgischer Entfernung lassen sich durch eine postoperative Strahlentherapie in ihrer Ausbreitung begrenzen oder sogar vollständig kontrollieren. Darüber hinaus spielt die Strahlentherapie eine zunehmend wichtige Rolle in der palliativen Versorgung, insbesondere bei schmerzhaften Knochenmetastasen oder bei Tumoren, die durch ihre Größe Druck auf benachbarte Strukturen ausüben und damit Schmerzen, Atemnot oder neurologische Ausfälle verursachen. In diesen Fällen kann die Strahlentherapie Lebensqualität verbessern, Symptome lindern und dem Tier eine deutlich angenehmere verbleibende Lebenszeit ermöglichen.

Die Durchführung einer Strahlenbehandlung erfordert jedoch ein spezialisiertes Setting. Sie ist technisch aufwendig, erfordert eine exakte Vorplanung mittels CT- oder MRT-Bildgebung, eine aufwändige Lagerung des Tieres während der Bestrahlung und meist wiederholte Sedationen oder Anästhesien, um eine exakte Positionierung sicherzustellen. Da Tiere die Notwendigkeit des Stillhaltens nicht verstehen, muss in der Regel jede Sitzung unter Kurznarkose erfolgen. Die gesamte Behandlungsdauer erstreckt sich oft über mehrere Wochen, was sowohl organisatorisch als auch emotional und finanziell eine große Belastung darstellen kann.

Obwohl die Strahlentherapie bei entsprechender Indikation sehr wirksam ist, ist sie nicht frei von Nebenwirkungen. Zu den häufigsten akuten Reaktionen gehören Hautirritationen, Entzündungen der Schleimhäute, lokale Schwellungen oder vorübergehende Müdigkeit. Diese Symptome treten meist innerhalb der ersten Wochen nach Beginn der Behandlung auf und sind in der Regel reversibel. Langfristig kann es jedoch auch zu Spätfolgen wie Fibrosen, dauerhaften Pigmentveränderungen oder Einschränkungen in der Funktion bestrahlter Organe kommen. Diese Risiken sind abhängig von der Dosis, der Lage des Tumors und der Sensibilität des betroffenen Gewebes. Eine sorgfältige Risiko-Nutzen-Abwägung sowie eine enge Begleitung durch erfahrene Strahlentherapeuten sind daher unerlässlich.

Nicht zuletzt stellt die Strahlentherapie auch eine erhebliche wirtschaftliche Investition dar. Die hohen Anschaffungs- und Betriebskosten der Geräte, die personellen Anforderungen und die aufwändige Planung führen dazu, dass diese Behandlungsform in der Regel nur in spezialisierten onkologischen Zentren angeboten wird. Für Tierhalterinnen und Tierhalter bedeutet dies nicht nur eine finanzielle, sondern auch eine logistische Herausforderung, insbesondere wenn lange Anfahrtswege erforderlich sind.

Umso wichtiger ist die enge Zusammenarbeit zwischen überweisender Tierärztin oder Tierarzt, Strahlentherapie-Team und Tierhalterinnen und Tierhaltern. Eine offene Kommunikation über die Ziele, den Ablauf, die möglichen Nebenwirkungen und die prognostischen Perspektiven der Therapie ist die Grundlage für eine verantwortungsvolle Entscheidung. Dabei sollte stets das Wohl des Tieres im Mittelpunkt stehen – mit dem Ziel, nicht nur Lebenszeit zu gewinnen, sondern vor allem Lebensqualität zu erhalten oder wiederherzustellen. Die Strahlentherapie kann in diesem Kontext einen entscheidenden Beitrag leisten – vorausgesetzt, sie wird sorgfältig geplant, fachlich kompetent durchgeführt und individuell auf den jeweiligen Patienten abgestimmt.

7.3 Chemotherapie: Protokolle, Wirkstoffe und Nebenwirkungen

Die Chemotherapie ist in der veterinärmedizinischen Onkologie ein zentrales Instrument zur Behandlung systemischer Tumorerkrankungen und stellt insbesondere bei disseminierten, nicht operablen oder bereits metastasierten Neoplasien eine essenzielle therapeutische Option dar. Ihre Wirksamkeit beruht auf der gezielten Schädigung von Tumorzellen durch zytotoxische Substanzen, die in die Zellteilung eingreifen und so das Tumorwachstum hemmen oder zum Zelltod führen. Ziel ist es, Tumorzellen möglichst selektiv zu zerstören oder ihre Vermehrung nachhaltig zu unterbrechen, ohne dabei das gesunde Gewebe übermäßig zu schädigen. In der tiermedizinischen Praxis steht dabei die Balance zwischen therapeutischer Effektivität und guter Verträglichkeit im Vordergrund.

Besonders häufig kommt die Chemotherapie bei hämatopoetischen Tumoren wie Lymphomen und Leukämien zum Einsatz, da diese Erkrankungen typischerweise systemisch verlaufen und eine chirurgische Behandlung hier nicht möglich oder nicht sinnvoll ist. Auch bei metastasierten Karzinomen, bei denen Fernabsiedelungen in Lunge, Leber, Knochen oder anderen Organen nachgewiesen wurden, ist die Chemotherapie eine relevante Behandlungsoption. Darüber hinaus kann sie als adjuvante Maßnahme nach einer chirurgischen Tumorentfernung eingesetzt werden, um mikroskopisch verbliebene Tumorzellen zu eliminieren und das Rückfallrisiko zu senken.

In der Veterinärmedizin wird die Chemotherapie in deutlich angepassten Dosierungen im Vergleich zur Humanmedizin angewendet. Das Hauptziel ist nicht die maximale zytotoxische Wirkung, sondern eine wirksame Kontrolle der Tumorerkrankung bei gleichzeitig möglichst geringer Belastung des Tieres. Die Dosierungen und Intervalle werden individuell auf die jeweilige Tierart, das Körpergewicht, die Tumorart, das Krankheitsstadium, das Therapieansprechen und den Allgemeinzustand des Patienten abgestimmt.

Dadurch lässt sich in vielen Fällen eine gute Lebensqualität während der Behandlung aufrechterhalten.

Zu den am häufigsten verwendeten Chemotherapeutika zählen Wirkstoffe wie Vincristin, ein Mitosehemmer aus der Gruppe der Vinca-Alkaloide, Doxorubicin, ein Anthrazyklin mit breitem Wirkspektrum, Cyclophosphamid, ein alkylierendes Zytostatikum, sowie Carboplatin, ein platinhaltiger DNA-Schädiger. Für bestimmte Indikationen kommt auch L-Asparaginase zum Einsatz, ein Enzym, das besonders bei Lymphomen wirksam ist, indem es den Tumorzellen lebenswichtige Aminosäuren entzieht. Die Auswahl der Substanzen und die Struktur der Behandlung erfolgt anhand standardisierter Protokolle, die regelmäßig an den Therapieverlauf angepasst werden. Ein bekanntes Beispiel ist das CHOP-Protokoll für maligne Lymphome, das eine Kombination aus Cyclophosphamid, Hydroxydaunorubicin (Doxorubicin), Vincristin und Prednison vorsieht und sich in zahlreichen Studien als wirksam erwiesen hat.

Im Unterschied zur Humanmedizin treten schwerwiegende Nebenwirkungen bei Tieren insgesamt seltener auf, was auf die konservativere Dosierung, den besseren Allgemeinzustand vieler tierischer Patienten und die gezieltere Anwendung zurückzuführen ist. Dennoch sind Nebenwirkungen nicht auszuschließen und müssen in das therapeutische Gesamtkonzept integriert werden. Zu den häufigsten unerwünschten Effekten gehören gastrointestinale Symptome wie Übelkeit, Erbrechen oder Durchfall, die durch die

Schädigung schnell proliferierender Schleimhautzellen entstehen können. Auch eine vorübergehende Apathie, Futterverweigerung oder vermehrtes Ruhebedürfnis können auftreten. Haarausfall ist bei Tieren deutlich seltener als beim Menschen, kann jedoch bei bestimmten Rassen – insbesondere solchen mit kontinuierlichem Haarwachstum – vorkommen. Eine Knochenmarkdepression mit verminderter Bildung von weißen Blutkörperchen, roten Blutkörperchen und Thrombozyten ist eine potenziell schwerwiegende Nebenwirkung und erfordert eine engmaschige Kontrolle des Blutbildes während der Behandlung. Auch Leber- oder Nierenfunktionsstörungen sind möglich und müssen insbesondere bei längerer oder hoch dosierter Therapie berücksichtigt werden.

Die Überwachung der Chemotherapie erfolgt durch regelmäßige klinische Untersuchungen, Blutbildkontrollen und gegebenenfalls laborchemische Analysen von Leber- und Nierenwerten. Nur so kann eine frühzeitige Erkennung und Kontrolle von Nebenwirkungen gewährleistet werden. Die Entscheidung für oder gegen eine Chemotherapie muss stets individuell getroffen und im Dialog mit den Tierhalterinnen und Tierhaltern verantwortungsvoll abgewogen werden.

Ein zentraler Aspekt dabei ist die Akzeptanz der Therapie durch den Tierhalter, denn neben den medizinischen Überlegungen spielen auch emotionale, organisatorische und finanzielle Faktoren eine erhebliche Rolle. Regelmäßige

Besuche in einer spezialisierten Klinik, die Notwendigkeit häufiger Blutuntersuchungen und Injektionen sowie die psychische Belastung durch die Konfrontation mit einer schweren Diagnose können herausfordernd sein. Eine offene, transparente Kommunikation über die Chancen, Grenzen und zu erwartenden Nebenwirkungen der Behandlung ist daher unerlässlich, um gemeinsam ein Therapiekonzept zu entwickeln, das nicht nur medizinisch sinnvoll, sondern auch praktisch umsetzbar und ethisch vertretbar ist.

Die Chemotherapie stellt somit eine hochwirksame Behandlungsoption dar, die in der modernen Tiermedizin verantwortungsvoll, individuell angepasst und unter kontinuierlicher Kontrolle eingesetzt wird. Ihr Ziel ist nicht allein die Verlängerung der Überlebenszeit, sondern vor allem die Erhaltung einer möglichst guten Lebensqualität für das erkrankte Tier. In Kombination mit anderen Therapieformen und unter Berücksichtigung aller begleitenden Faktoren bietet sie eine wertvolle Möglichkeit, vielen tierischen Krebspatienten eine lebenswerte Zeit zu ermöglichen.

7.4 Immuntherapie, zielgerichtete Therapie und personalisierte Ansätze

Ein vergleichsweise junges, jedoch rasant wachsendes Feld innerhalb der veterinärmedizinischen Onkologie ist die Immun- und molekular zielgerichtete Therapie, die das

Potenzial hat, die Behandlung von Tumorerkrankungen bei Haustieren grundlegend zu verändern. Im Mittelpunkt dieser Ansätze steht das Bestreben, nicht mehr ausschließlich die Tumorzellen selbst zu zerstören, sondern die biologischen Eigenschaften des Tumors gezielt zu nutzen und das körpereigene Immunsystem in die Bekämpfung einzubinden oder pharmakologisch zu lenken. Diese Entwicklung spiegelt eine zunehmende Annäherung an Prinzipien der personalisierten Medizin wider, wie sie in der Humanonkologie bereits etabliert sind, und markiert einen Paradigmenwechsel in Richtung individualisierter, biologisch fundierter Therapiestrategien.

Die Immuntherapie verfolgt das Ziel, das Immunsystem so zu modulieren, dass es Tumorzellen erkennt und effektiv bekämpft, ohne dabei gesundes Gewebe in Mitleidenschaft zu ziehen. Dabei kommen verschiedene Strategien zum Einsatz, etwa die Aktivierung zellulärer Immunantworten, der Einsatz tumorspezifischer Impfstoffe oder die Anwendung monoklonaler Antikörper. In der Tiermedizin ist diese Therapieform bislang vor allem in der Behandlung bestimmter Melanome fortgeschritten. So ist beispielsweise ein Impfstoff auf der Basis tyrosinasehaltiger Antigene bei kaninen malignen oralen Melanomen bereits zugelassen. Er soll das Immunsystem des Tieres dazu anregen, spezifisch gegen Tumorzellen vorzugehen, die dieses Enzym exprimieren, welches sonst kaum in gesunden Geweben vorkommt. Die bisherigen Erfahrungen mit solchen

Immuntherapien sind vielversprechend, auch wenn ihre Anwendung bislang auf ausgewählte Indikationen und spezialisierte Zentren beschränkt ist.

Ein weiteres, hochrelevantes Konzept ist die zielgerichtete molekulare Therapie. Sie beruht auf der pharmakologischen Hemmung bestimmter Signalwege, die in Tumorzellen durch Mutationen oder epigenetische Veränderungen dauerhaft aktiviert sind. Ein prominentes Beispiel ist der Einsatz von Tyrosinkinaseinhibitoren wie Toceranib, einem Wirkstoff, der insbesondere bei Mastzelltumoren mit nachgewiesener c-kit-Mutation eingesetzt wird. Diese Mutation führt zu einer permanenten Aktivierung eines Wachstumsrezeptors auf der Zelloberfläche, was ein unkontrolliertes Zellwachstum auslöst. Toceranib blockiert gezielt diese Signalübertragung, wodurch sich das Tumorwachstum deutlich verlangsamen oder sogar zum Stillstand kommen kann. Da diese Medikamente gezielt auf tumorassoziierte Mechanismen wirken, sind sie in der Regel besser verträglich und mit weniger systemischen Nebenwirkungen behaftet als klassische Chemotherapeutika.

Diese Form der zielgerichteten Therapie erfordert jedoch eine vorausgehende molekularbiologische Charakterisierung des Tumors, die bislang nur in spezialisierten Labors durchgeführt werden kann. Molekulare Marker, Genmutationen und Expressionsprofile müssen identifiziert und interpretiert werden, um entscheiden zu können, ob eine zielgerichtete Therapie überhaupt sinnvoll ist. Diese

Vorgehensweise markiert den Übergang zur personalisierten Onkologie, also zu einer Behandlungsstrategie, die sich nicht mehr nur an histologischen Diagnosen, sondern an der individuellen biologischen Signatur eines Tumors orientiert.

Auch wenn diese Form der Medizin in der Veterinäronkologie noch in den Anfängen steckt, eröffnen sich hier neue, zukunftsweisende Perspektiven. Mit dem Fortschritt in der molekulardiagnostischen Methodik – etwa durch Next-Generation-Sequencing oder Expressionsanalysen – wird es möglich, auch bei Tieren Tumorprofile zu erstellen, die differenzierte, maßgeschneiderte Therapien ermöglichen. Diese Entwicklung bringt nicht nur neue therapeutische Möglichkeiten mit sich, sondern auch eine vertiefte wissenschaftliche Auseinandersetzung mit der Tumorbiologie verschiedener Tierarten.

Gleichzeitig ist zu betonen, dass diese Verfahren aktuell noch mit erheblichen Kosten verbunden sind und in der Regel nur an universitären oder hochspezialisierten Einrichtungen zur Verfügung stehen. Die Integration dieser Therapien in den klinischen Alltag wird daher nur schrittweise erfolgen, abhängig von technischer Verfügbarkeit, finanziellen Ressourcen und dem Fortschritt der Forschung. Dennoch ist die Richtung klar: Die tiermedizinische Onkologie bewegt sich zunehmend in Richtung einer präzisen, individualisierten Medizin, die nicht mehr nur auf allgemeine Tumorkategorien reagiert, sondern die genetische, molekulare und immunologische Individualität des Tumors in den Mittelpunkt der Behandlung stellt.

Langfristig bietet dieser Ansatz nicht nur die Möglichkeit, die Effektivität der Tumorbehandlung deutlich zu verbessern, sondern auch die Nebenwirkungen zu minimieren und die Lebensqualität der Tiere entscheidend zu erhöhen. Die Immun- und zielgerichtete Therapie markiert somit einen Meilenstein in der Entwicklung einer modernen, verantwortungsvollen und zukunftsorientierten tierärztlichen Onkologie.

7.5 Stammzellbasierte Therapien und regenerative Medizin

Die Anwendung von Stammzellen in der tiermedizinischen Onkologie stellt ein hochinnovatives und vielversprechendes Forschungsfeld dar, das zwei grundsätzlich unterschiedliche therapeutische Zielrichtungen verfolgt: Einerseits sollen Stammzellen zur Regeneration und Unterstützung körpereigener Reparaturprozesse nach belastenden onkologischen Behandlungen wie Chemotherapie oder Strahlentherapie beitragen. Andererseits wird an ihrer direkten antitumoralen oder immunmodulatorischen Wirkung geforscht, um sie gezielt zur Tumorbekämpfung einzusetzen. Während erstere Anwendung bereits näher an einer klinischen Realisierung ist, befinden sich die direkt tumorhemmenden Ansätze noch weitgehend im experimentellen Stadium.

Ein zentrales Anwendungsfeld ist die regenerative Stammzelltherapie nach intensiver Krebstherapie. Chemotherapie und Strahlentherapie verursachen – trotz ihrer gezielten Wirkung gegen Tumorzellen – oftmals auch erhebliche Schäden am gesunden Gewebe, insbesondere in hochproliferativen Organen wie dem Knochenmark, der Schleimhaut des Verdauungstrakts oder der Haut. In diesen Fällen können mesenchymale Stammzellen, die aus Fettgewebe, Knochenmark oder Nabelschnurblut gewonnen werden, potenziell zur Regeneration beitragen, indem sie entzündungshemmend wirken, die Zellteilung in geschädigten Geweben anregen und durch die Ausschüttung von Wachstumsfaktoren die Gewebeheilung fördern. Erste tiermedizinische Studien – etwa bei Hunden mit strahlenbedingten Gewebeschäden – zeigen positive Effekte auf Wundheilung, Entzündungshemmung und strukturelle Regeneration, wenngleich die Datenlage noch begrenzt ist und systematische Langzeitstudien fehlen.

Ein zweites, deutlich experimentelleres Ziel ist die Entwicklung stammzellbasierter Immuntherapien, die gezielt auf die antitumorale Immunantwort abzielen. Hierbei wird versucht, Stammzellen oder stammzellähnliche Zellen – etwa dendritische Zellen oder Tumor-spezifische T-Zellen – so zu manipulieren, dass sie gezielt gegen Tumorzellen aktiv werden. Dendritische Zellen etwa sind professionelle

Antigen-präsentierende Zellen, die Tumorantigene erkennen, verarbeiten und dem Immunsystem präsentieren können. In Studien wird versucht, diese Zellen ex vivo mit Tumorantigenen zu beladen und anschließend dem Tier zu verabreichen, um eine gezielte Immunantwort gegen den Tumor auszulösen. Auch die Aktivierung von Tumor-spezifischen zytotoxischen T-Zellen wird in diesem Zusammenhang untersucht. Derzeit fehlen jedoch ausreichend kontrollierte klinische Studien, die eine belastbare Aussage über Effektivität, Sicherheit und Reproduzierbarkeit dieser Verfahren in der Veterinärmedizin erlauben.

Trotz der derzeitigen Einschränkungen in der klinischen Anwendbarkeit ist das Zukunftspotenzial stammzellbasierter Therapien enorm. Sie bieten die Möglichkeit, personalisierte, biologisch abgestimmte Behandlungskonzepte zu entwickeln, die über die rein destruktive Tumorbekämpfung hinausgehen und regenerative sowie immunologische Mechanismen einbeziehen. Gerade im Rahmen kombinierter Therapien – etwa in Verbindung mit Chemotherapie, Immuntherapie oder molekular zielgerichteten Medikamenten – könnten Stammzellen einen bedeutenden Beitrag leisten, indem sie Therapieverträglichkeit verbessern, Nebenwirkungen reduzieren und möglicherweise auch die Tumorabwehr langfristig stärken.

Langfristig könnte auch die genetische Modifikation von Stammzellen dazu beitragen, ihre Zielgerichtetheit und Effektivität zu erhöhen. In der humanmedizinischen

Forschung wird etwa an CAR-T-Zellen gearbeitet, bei denen T-Zellen genetisch so verändert werden, dass sie Tumorantigene besonders effektiv erkennen und angreifen. Eine Übertragung solcher Konzepte auf die Veterinärmedizin ist denkbar, setzt jedoch erhebliche technologische Fortschritte und sorgfältige Risikobewertungen voraus.

Insgesamt zeigt sich, dass stammzellbasierte Ansätze – ob regenerativ, immunmodulierend oder direkt antitumoral – ein bedeutendes Zukunftsfeld in der Onkologie darstellen. In der tiermedizinischen Praxis stehen wir hier noch am Anfang, doch die laufende Forschung und zunehmende interdisziplinäre Zusammenarbeit zwischen Veterinärmedizin, Zellbiologie und Immunologie lassen erwarten, dass Stammzellen künftig als ergänzendes Element in individualisierten Therapiekonzepten zunehmend an Bedeutung gewinnen werden. Ihr Potenzial liegt dabei nicht nur in der therapeutischen Wirksamkeit, sondern auch in der Möglichkeit, die tierärztliche Onkologie zu einem ganzheitlicheren, biologisch fundierten Fachgebiet weiterzuentwickeln.

7.6 Alternativmedizinische Methoden und deren wissenschaftliche Bewertung

Die Anwendung komplementärer und alternativmedizinischer Verfahren nimmt auch im Bereich der Tieronkologie zu. Dazu zählen Phytotherapie, Homöopathie, Akupunktur, orthomolekulare Medizin, Magnetfeldtherapie und verschiedene diätetische Maßnahmen. Viele Tierhalter suchen ergänzende Behandlungsformen, insbesondere wenn schulmedizinische Optionen begrenzt oder mit Nebenwirkungen behaftet sind.

Die wissenschaftliche Evidenz für die Wirksamkeit solcher Verfahren ist jedoch häufig unzureichend oder widersprüchlich. Einzelne Pflanzenstoffe wie Artemisinin, Curcumin oder bestimmte Pilzextrakte zeigen in vitro tumorhemmende Eigenschaften, deren klinische Relevanz beim Tier jedoch bislang nicht überzeugend belegt ist. Die tierärztliche Empfehlung alternativer Verfahren sollte daher stets auf wissenschaftlicher Grundlage, unter Berücksichtigung möglicher Wechselwirkungen und im Rahmen eines integrativen Behandlungskonzepts erfolgen.

7.7 Palliativmedizinische Maßnahmen bei nicht kurativen Fällen

Wenn eine Heilung nicht möglich ist, rückt die palliative Versorgung in den Mittelpunkt. Ziel der Palliativmedizin bei Tieren ist es, Schmerzen zu lindern, Angst zu reduzieren, Atemnot, Übelkeit oder andere belastende Symptome zu kontrollieren und dem Tier bis zum Lebensende eine möglichst hohe Lebensqualität zu ermöglichen. Schmerzmanagement, Appetitanregung, Flüssigkeitsgabe, symptomorientierte Pflege und eine stabile emotionale Begleitung des Halters gehören zu den zentralen Maßnahmen.

Die palliative Versorgung kann ambulant, in spezialisierten Einrichtungen oder im häuslichen Umfeld erfolgen. Ein offenes Gespräch über den Krankheitsverlauf, mögliche Komplikationen, Euthanasieentscheidungen und den Sterbeprozess ist notwendig, um unnötiges Leiden zu vermeiden und Tier sowie Halter in Würde zu begleiten.

8. Lebensqualität, Betreuung und ethische Überlegungen

Die Behandlung einer Krebserkrankung bei Haustieren ist nicht ausschließlich eine medizinisch-technische Aufgabe, sondern stets auch ein zutiefst emotionales und ethisches Geschehen. Der Erhalt oder die Wiederherstellung der Lebensqualität steht im Zentrum jeder onkologischen Therapie, insbesondere dann, wenn eine kurative Behandlung nicht mehr möglich ist. Dabei muss das Wohlergehen des Tieres stets mit der subjektiven Einschätzung des Tierhalters, den medizinischen Möglichkeiten sowie den wirtschaftlichen und psychologischen Rahmenbedingungen in Einklang gebracht werden. Die Frage nach dem richtigen Maß zwischen Lebensverlängerung und Lebensqualität, zwischen Therapie und Leidensvermeidung, stellt eine der größten Herausforderungen in der veterinärmedizinischen Onkologie dar.

8.1 Lebensqualitätseinschätzung aus tiermedizinischer Sicht

Die Einschätzung der Lebensqualität eines krebskranken Tieres ist ein besonders sensibler und vielschichtiger Prozess, der nicht nur medizinische, sondern auch ethische, emotionale und kommunikative Komponenten umfasst. In der tierärztlichen Onkologie kommt dieser Einschätzung eine zentrale Bedeutung zu, da sie unmittelbar mit der

Frage verknüpft ist, ob eine Therapie begonnen, fortgeführt oder möglicherweise auch beendet werden sollte. Anders als in der Humanmedizin, in der Patientinnen und Patienten ihre Lebensqualität in eigenen Worten beschreiben und reflektieren können, muss die veterinärmedizinische Beurteilung auf der sorgfältigen Beobachtung durch Tierärztin oder Tierarzt sowie auf der Wahrnehmung und Einschätzung durch die Bezugsperson des Tieres basieren.

Lebensqualität lässt sich dabei nicht auf einzelne körperliche Parameter reduzieren, sondern erfordert eine integrative Betrachtung sowohl physiologischer als auch psychischer und sozialer Aspekte. Zu den zentralen körperlichen Indikatoren zählen Schmerzfreiheit, Beweglichkeit, normales Fressverhalten, ungestörter Kot- und Harnabsatz, unauffällige Atmung, ein gepflegtes äußeres Erscheinungsbild sowie das Fehlen belastender Symptome wie Erbrechen, Durchfall oder chronischer Müdigkeit. Gleichzeitig ist jedoch auch zu berücksichtigen, wie das Tier sein Umfeld wahrnimmt, ob es aktiv am sozialen Leben teilnimmt, Interesse an Interaktionen zeigt, Spielverhalten entfaltet oder sich freiwillig in vertraute Situationen begibt. Auch die Fähigkeit zur selbstständigen Bewegung, zur Aufnahme von Futter und zur Regulation von Ruhe- und Wachphasen sind Ausdruck eines stabilen körperlich-seelischen Gleichgewichts.

Die Herausforderung besteht darin, diese vielfältigen Eindrücke zu systematisieren und in eine klinisch verwertbare

Form zu bringen, ohne dabei den individuellen Charakter, die Krankheitsgeschichte oder das Sozialverhalten des jeweiligen Tieres zu ignorieren. Hier haben sich strukturierte Bewertungsskalen als hilfreiche Orientierung erwiesen. Eine häufig genutzte Methode ist die sogenannte „HHHHHMM"-Skala, bei der sieben Kernbereiche in den Blick genommen werden: Schmerz („Hurt"), Hunger, Flüssigkeitsversorgung („Hydration"), Hygiene (Sauberkeit und Fellpflege), Glücksempfinden („Happiness"), Mobilität und die Bilanz zwischen guten und schlechten Tagen („More good days than bad"). Diese Skala soll Halterinnen und Haltern gemeinsam mit dem Behandlungsteam eine strukturierte Reflexion ermöglichen und dabei helfen, subjektive Eindrücke in eine nachvollziehbare Entscheidungsmatrix zu überführen.

Trotz ihres praktischen Wertes darf eine solche Skala jedoch nie als alleinige Entscheidungsgrundlage dienen. Sie ist ein Hilfsmittel, kein Ersatz für tierärztliche Erfahrung, Empathie und klinische Expertise. Denn jedes Tier reagiert unterschiedlich auf Krankheit, Schmerz oder Therapie. Manche Tiere ziehen sich bei Beschwerden zurück, andere zeigen kaum auffälliges Verhalten, obwohl sie unter erheblichem Leiden stehen. Ebenso spielen individuelle Faktoren wie Temperament, Lebensumfeld, Bindung zu Bezugspersonen und frühere Krankheitsverläufe eine große Rolle. Die subjektive Wahrnehmung der Halterin oder des Halters – etwa durch Veränderungen im Verhalten, in der

Lautäußerung oder in der Körpersprache – ist daher eine ebenso wertvolle Informationsquelle wie die objektive klinische Untersuchung.

Ein besonders wichtiger Aspekt der Lebensqualität ist die Therapieverträglichkeit. Eine medizinisch wirksame Maßnahme verliert an Wert, wenn sie mit erheblichen Nebenwirkungen einhergeht, die das Tier übermäßig belasten. Eine Chemotherapie, die zwar das Tumorwachstum verlangsamt, aber zu chronischer Appetitlosigkeit, Schwäche oder gastrointestinalen Störungen führt, kann das Wohlbefinden des Tieres so stark beeinträchtigen, dass ein Weiterführen nicht mehr vertretbar ist. Daher ist eine kontinuierliche Reevaluation der Lebensqualität essenziell – insbesondere im Verlauf längerfristiger Behandlungen. Regelmäßige Kontrolltermine, Gespräche mit den Tierhaltern und die gezielte Beobachtung des Tierverhaltens sind notwendig, um frühzeitig Veränderungen zu erkennen und therapeutische Maßnahmen entsprechend anzupassen.

Das übergeordnete Ziel jeder tiermedizinisch verantwortungsvollen Krebstherapie ist nicht allein die Lebensverlängerung, sondern die Erhaltung oder Wiederherstellung einer möglichst guten Lebensqualität. Dies bedeutet in der Praxis, Schmerzen konsequent zu vermeiden, Nebenwirkungen frühzeitig zu behandeln und stets im Blick zu behalten, ob das Tier noch Freude am Leben zeigt, sich wohlfühlt und seinen Alltag selbstbestimmt gestalten kann. In diesem Spannungsfeld zwischen medizinischen

Möglichkeiten, ethischer Verantwortung und emotionaler Bindung ist die Lebensqualitätsbewertung ein unverzichtbarer Kompass – für die behandelnden Tierärztinnen und Tierärzte ebenso wie für die Menschen, die ihr Tier begleiten. Sie bildet die Grundlage für eine Therapie, die nicht nur klinisch sinnvoll, sondern auch tiergerecht, einfühlsam und menschlich verantwortungsvoll ist.

8.2 Kommunikation zwischen Tierarzt, Tierhalter und ggf. Psychologen

Eine offene, respektvolle und einfühlsame Kommunikation ist Grundvoraussetzung für den Erfolg jeder onkologischen Therapie. Der Tierarzt muss in der Lage sein, medizinisch komplexe Sachverhalte verständlich zu erklären, realistische Erwartungen zu vermitteln und emotionale Reaktionen des Tierhalters ernst zu nehmen. Gleichzeitig ist es erforderlich, Raum für Fragen, Zweifel und persönliche Wünsche zu lassen. Das Gespräch über die Diagnose Krebs, die möglichen Therapieoptionen und die Prognose sollte immer in einer ruhigen und ungestörten Atmosphäre stattfinden.

In schwierigen Entscheidungssituationen kann auch die Einbeziehung externer Fachpersonen sinnvoll sein, etwa von Psychologen mit Spezialisierung auf Tiertrauerbegleitung oder von Palliativspezialisten. Viele Tierhalter erleben die Krebsdiagnose ihres Tieres als traumatisch, fühlen sich schuldig oder überfordert. Die tierärztliche Betreuung muss diesen emotionalen Rahmen anerkennen und darf nicht ausschließlich auf Faktenvermittlung reduziert werden.

Besonders in der End-of-life-Phase gewinnt die psychosoziale Begleitung an Bedeutung. Der Moment, an dem therapeutische Maßnahmen zugunsten palliativ-medizinischer Betreuung oder Euthanasie zurückgestellt werden, erfordert ein besonders hohes Maß an kommunikativer Sensibilität. Einfühlsame Gespräche können helfen, Schuldgefühle zu reduzieren, rationale Entscheidungen zu fördern und das Vertrauen zwischen Tierarzt und Halter zu stärken.

8.3 Ethische Aspekte der Therapieentscheidung

Die Frage, welche Behandlung in welcher Situation angemessen ist, kann nicht ausschließlich auf Grundlage medizinischer Parameter entschieden werden. Ethische Erwägungen müssen ebenso berücksichtigt werden wie die Bedürfnisse des Tieres und die Grenzen der Halter. Dabei stehen verschiedene ethische Prinzipien im Spannungsfeld: der Respekt vor dem Leben, die Pflicht zur Leidensvermeidung, die Verantwortung des Menschen für das Tier sowie die Grenzen medizinischer Machbarkeit.

Die zentrale ethische Frage lautet: Was nützt dem Tier? Oder – in negativer Wendung – was ist zumutbar? Eine

Therapie, die dem Tier über Wochen Schmerz, Angst oder erhebliche Einschränkungen zumutet, ohne realistische Aussicht auf Heilung oder relevante Lebensverlängerung, kann auch bei hoher technischer Machbarkeit ethisch problematisch sein. Der Tierarzt muss in solchen Fällen den Mut haben, Therapieverzicht oder Euthanasie als mögliche Option auszusprechen – ohne Druck, aber mit Klarheit und fachlicher Autorität.

Auch die Ressourcen der Tierhalter spielen in der ethischen Abwägung eine Rolle. Nicht jeder Halter ist in der Lage, aufwendige Behandlungen zu finanzieren, Transport und Pflege zu organisieren oder den emotionalen Druck über längere Zeit zu tragen. Die ethische Haltung in der tierärztlichen Onkologie sollte daher nicht auf technische Maximalversorgung, sondern auf die verantwortungsvolle Balance zwischen medizinischer Machbarkeit und individuellem Wohlergehen ausgerichtet sein.

8.4 Hospizversorgung und Sterbebegleitung bei Tieren

Wenn der Zeitpunkt gekommen ist, an dem eine Heilung ausgeschlossen und eine palliative Versorgung angezeigt ist, beginnt die Phase der Sterbebegleitung. Ziel ist es, dem Tier bis zum letzten Moment ein würdevolles, schmerzfreies und angstarmes Leben zu ermöglichen. Die tiermedizinische Hospizversorgung umfasst Schmerztherapie, symptomatische Behandlung, psychologische Unterstützung für Halter sowie organisatorische und medizinische Vorbereitung auf den Abschied.

Viele Tierhalter wünschen sich in dieser Phase eine Betreuung im häuslichen Umfeld, wo sich das Tier in vertrauter Umgebung befindet. Hausbesuche, mobile Schmerztherapie und die Möglichkeit zur Euthanasie in der eigenen Wohnung sind zentrale Bausteine einer tiergerechten Hospizversorgung. Gleichzeitig ist die Aufklärung über typische Sterbeverläufe, mögliche Komplikationen und die Zeichen des nahenden Todes essenziell, um Unsicherheit und Überforderung zu vermeiden.

Die Entscheidung zur Euthanasie sollte niemals leichtfertig getroffen werden, wohl aber klar, reflektiert und auf Grundlage medizinischer und ethischer Erwägungen. Sie ist ein Akt des Mitgefühls und Ausdruck verantwortlicher Fürsorge, wenn alle anderen Optionen ausgeschöpft sind. Der Tierarzt hat hier eine doppelte Rolle: Er ist medizinischer Experte und zugleich ethischer Berater. In beiden Funktionen trägt er eine große Verantwortung für das Tier und für den Halter, der einen schmerzlichen, aber notwendigen Schritt begleiten muss.

9. Prävention und Gesundheitsvorsorge

Die Prävention von Krebserkrankungen bei Haustieren gewinnt angesichts steigender Fallzahlen und zunehmender diagnostischer Sensibilität eine immer größere Bedeutung. Während nicht alle Tumorarten durch vorbeugende Maßnahmen verhindert werden können, besteht für viele Erkrankungen durchaus die Möglichkeit, das Risiko durch gezielte Vorsorge, Früherkennung und gesundheitserhaltende Lebensführung signifikant zu reduzieren. Prävention bedeutet in diesem Kontext nicht nur das Verhindern der Entstehung von Tumoren, sondern auch die frühzeitige Identifikation von Risikokonstellationen, die rechtzeitige therapeutische Intervention und die aktive Beteiligung des Tierhalters am Erhalt der Tiergesundheit.

9.1 Impfungen, Kastration und Vorsorgeuntersuchungen

Ein zentraler Bestandteil der veterinärmedizinischen Tumorprävention ist die konsequente Nutzung evidenzbasierter prophylaktischer Maßnahmen, die das Risiko einer Tumorentstehung verringern oder eine frühzeitige Erkennung ermöglichen sollen. Dabei spielen sowohl medizinisch-technische Interventionen wie Impfungen und Kastrationen als auch organisatorische Strukturen wie regelmäßige Vorsorgeuntersuchungen eine entscheidende Rolle. Ziel dieser Maßnahmen ist es, den Anteil vermeidbarer

Krebserkrankungen zu reduzieren, die Diagnostik auf ein möglichst frühes Krankheitsstadium zu verlagern und durch eine gezielte Gesundheitsüberwachung die Lebensqualität der Tiere langfristig zu sichern.

Besondere Aufmerksamkeit verdient im Rahmen der Tumorprävention die Impfstrategie, vor allem im Hinblick auf die bei Katzen dokumentierten impfassoziierten Fibrosarkome. Diese bösartigen Tumoren entwickeln sich in seltenen Fällen an den Injektionsstellen, insbesondere im Nackenbereich oder zwischen den Schulterblättern, und stehen im Verdacht, durch die lokale Reaktion auf bestimmte Adjuvanzien in Impfstoffen mitverursacht zu werden. Obwohl die absolute Häufigkeit dieser Tumoren gering ist, hat ihr Auftreten dennoch weitreichende Konsequenzen für das Impfmanagement gehabt. So werden heute bevorzugt Impfstoffe mit reduzierter Adjuvanskonzentration eingesetzt, um das lokale Reizpotenzial zu minimieren. Darüber hinaus hat sich die Praxis durchgesetzt, Impfungen tief subkutan oder möglichst distal – etwa in den distalen Bereich von Gliedmaßen oder den seitlichen Bauchbereich – zu verabreichen. Sollte sich in der Folge doch ein Tumor entwickeln, ist eine vollständige chirurgische Entfernung an diesen Stellen mit deutlich geringerem Risiko und funktionellem Verlust möglich. Eine sorgfältige Dokumentation des Impfstoffs, des Injektionsorts und des Verabreichungsdatums ist nicht nur aus haftungsrechtlicher Sicht geboten, sondern ermöglicht auch eine engmaschige Nachverfolgung potenzieller Impfreaktionen.

Ein weiterer, hochwirksamer Ansatz zur Tumorprävention ist die prophylaktische Kastration, die insbesondere bei hormonabhängigen Tumoren einen präventiven Effekt entfalten kann. Bei Hündinnen lässt sich das Risiko für die Entstehung von Mammatumoren durch eine Kastration vor der ersten oder spätestens zweiten Läufigkeit erheblich reduzieren – je früher der Eingriff erfolgt, desto ausgeprägter ist der präventive Effekt. Auch bei Rüden hat sich gezeigt, dass eine Kastration das Auftreten von Hodentumoren sowie perianalen Adenomen deutlich senken kann. Bei Katzen verhindert die Frühkastration nicht nur ungewollte Fortpflanzung, sondern beugt auch Erkrankungen der Gebärmutter und hormonbedingten Tumoren vor. Darüber hinaus kann sie das Auftreten bestimmter Verhaltensstörungen, die mit Sexualhormonen in Verbindung stehen, verringern. Die Entscheidung für eine Kastration sollte jedoch immer unter Berücksichtigung des individuellen Gesundheitszustands, der Lebensumstände, der genetischen Disposition und des Rassehintergrunds getroffen werden. Besonders bei Tieren, die für bestimmte Erkrankungen prädisponiert sind oder als Zuchttiere vorgesehen waren, bedarf es einer sorgfältigen Abwägung zwischen Nutzen und möglichem Risiko.

Ein weiterer elementarer Pfeiler der Krebsprävention ist die regelmäßige Durchführung veterinärmedizinischer

Vorsorgeuntersuchungen. Diese dienen nicht nur der allgemeinen Gesundheitsüberwachung, sondern sind ein unverzichtbares Instrument zur Früherkennung von Tumorerkrankungen, die klinisch noch nicht in Erscheinung getreten sind. Insbesondere bei älteren Tieren, bei denen das Risiko für Neoplasien deutlich steigt, sollte mindestens einmal jährlich eine umfassende klinische Untersuchung erfolgen. Neben der gründlichen körperlichen Untersuchung gehören dazu auch laborchemische Analysen, wie Blutuntersuchungen zur Beurteilung der Organfunktion, hämatologische Parameter zur Erkennung systemischer Veränderungen sowie Urinanalysen zur Früherkennung urologischer Erkrankungen. Je nach Befundlage oder Risikoprofil des Tieres können auch bildgebende Verfahren wie Röntgen, Sonographie oder – bei Verdacht auf bestimmte Tumorarten – auch weiterführende Diagnostik wie CT oder MRT indiziert sein.

Die regelmäßige Vorsorge ermöglicht nicht nur eine frühzeitige Diagnose, sondern erhöht auch die Wahrscheinlichkeit, dass ein erkannter Tumor sich noch in einem behandelbaren, lokal begrenzten Stadium befindet. Die therapeutischen Möglichkeiten, die Lebensqualität des Tieres sowie die Prognose verbessern sich dadurch signifikant. Zudem eröffnet die strukturierte Vorsorge die Möglichkeit, Tierhalterinnen und Tierhalter frühzeitig über präventive Maßnahmen, Veränderungen im Verhalten oder klinische Auffälligkeiten zu informieren und ein Bewusstsein für die

Bedeutung regelmäßiger Gesundheitsüberwachung zu schaffen.

9.2 Ernährung, Bewegung und Vermeidung von Risikofaktoren

Ein gesunder Lebensstil spielt auch in der Veterinärmedizin eine zunehmend wichtige Rolle in der Prävention von Tumorerkrankungen. Während das Konzept präventiver Gesundheitsführung beim Menschen längst etabliert ist, gewinnt es auch in der Betreuung von Haustieren an Bedeutung, da viele Einflussfaktoren, die beim Menschen mit einem erhöhten Krebsrisiko assoziiert sind, auch auf Tiere übertragbar sind. Die ganzheitliche Betrachtung von Ernährung, Bewegung, Umweltbedingungen und Verhaltensweisen ermöglicht es, das Risiko für bestimmte Krebserkrankungen bei Hunden und Katzen gezielt zu senken und gleichzeitig das allgemeine Wohlbefinden sowie die Lebensqualität über die gesamte Lebensspanne hinweg zu fördern.

Ein zentraler Bestandteil dieses präventiven Lebensstils ist die Ernährung. Auch wenn die wissenschaftliche Datenlage in der Tiermedizin derzeit noch lückenhaft ist und groß angelegte, kontrollierte Studien zur direkten Korrelation zwischen bestimmten Futterbestandteilen und Tumorentstehung bislang fehlen, deuten zahlreiche Hinweise auf einen potenziellen Zusammenhang hin. Insbesondere der

Einsatz synthetischer Konservierungsmittel, künstlicher Farbstoffe oder minderwertiger Rohstoffe im Tierfutter wird kritisch bewertet. Mykotoxine, also Schimmelpilzgifte, die in minderwertigem oder unsachgemäß gelagertem Trockenfutter entstehen können, stehen ebenso im Verdacht, das Krebsrisiko zu erhöhen. Eine ausgewogene, artgerechte Ernährung mit hochwertig verarbeiteten, transparent deklarierten Zutaten ist daher ein bedeutsamer präventiver Faktor. Frische Komponenten, ein ausgewogenes Verhältnis von Eiweißen, Fetten und Kohlenhydraten sowie die Vermeidung von Überfütterung sind grundlegende Eckpfeiler einer gesundheitsfördernden Ernährung. Darüber hinaus wird diskutiert, ob bestimmte Nährstoffe wie Omega-3-Fettsäuren, Antioxidantien oder sekundäre Pflanzenstoffe tumorpräventive Eigenschaften besitzen – gesichert ist dies jedoch bislang nur in sehr begrenztem Umfang und nicht generalisierbar.

Ein weiterer wichtiger Risikofaktor, der mit zunehmender Häufigkeit auch bei Haustieren beobachtet wird, ist Adipositas. Übergewicht führt zu einer Vielzahl von metabolischen Veränderungen, darunter chronische Entzündungsprozesse, eine gestörte Hormonregulation und eine erhöhte oxidative Belastung – allesamt Faktoren, die auch in der Tumorentstehung eine Rolle spielen können. Besonders bei hormonabhängigen Tumoren, wie Mammatumoren oder perianalen Adenomen, scheint ein Zusammenhang mit Übergewicht plausibel. Ein gesundes

Körpergewicht beugt jedoch nicht nur Krebserkrankungen vor, sondern reduziert auch das Risiko für Diabetes mellitus, Gelenkerkrankungen und kardiovaskuläre Probleme, die insbesondere bei älteren Tieren eine erhebliche Belastung darstellen. Die regelmäßige Gewichtskontrolle, die bedarfsgerechte Fütterung und die Förderung einer aktiven Lebensweise sind deshalb unverzichtbare Maßnahmen in der Gesundheitsvorsorge.

Bewegung trägt darüber hinaus nicht nur zur Gewichtskontrolle bei, sondern hat auch positive Effekte auf das Immunsystem, den Stoffwechsel, die kardiovaskuläre Fitness und das Verhalten. Tiere, die regelmäßig körperlich und geistig gefordert werden, zeigen insgesamt eine höhere Stressresistenz, bessere Regenerationsfähigkeit und ein stabileres Wohlbefinden – alles Faktoren, die in der Onkoprävention eine indirekte Rolle spielen. Spaziergänge, Spielphasen, gezielte Bewegungsförderung im Alter sowie eine artgerechte Haltung sind deshalb nicht nur unter dem Aspekt der Lebensqualität, sondern auch aus präventivmedizinischer Sicht essenziell.

Ein besonders relevanter Bereich ist schließlich der Schutz vor bekannten Umweltkarzinogenen. Zahlreiche Studien belegen, dass Haustiere, die regelmäßig mit Tabakrauch, Pestiziden, Herbiziden oder Industrieemissionen in Kontakt kommen, ein erhöhtes Risiko für verschiedene Tumorarten aufweisen. Hunde in Raucherhaushalten zeigen häufiger Nasen- oder Lungentumoren, während Katzen durch das Lecken ihres mit Schadstoffen kontaminierten Fells verstärkt toxische Substanzen aufnehmen, was etwa mit einem erhöhten Risiko für Lymphome assoziiert wird. Auch der Kontakt mit behandelten Grünflächen, chemischen Reinigungsmitteln oder Abgasen kann langfristige gesundheitliche Folgen haben. Ein bewusster Umgang mit chemischen Substanzen im häuslichen Umfeld sowie eine kritische Prüfung der Umgebung auf potenziell krebserregende Belastungen sind daher von zentraler Bedeutung.

Darüber hinaus stellt UV-Strahlung bei bestimmten Tieren ein ernstzunehmendes Risiko dar. Helle oder kurzhaarige Tiere, insbesondere weiße Katzen mit rosafarbenem Nasenspiegel und unbehaarten Ohrrändern, sind besonders gefährdet, Plattenepithelkarzinome infolge chronischer Sonneneinstrahlung zu entwickeln. Hier ist die konsequente Vermeidung direkter Sonnenexposition – vor allem in den Mittagsstunden – sowie der Rückzug in schattige Bereiche ein sinnvoller Präventionsansatz. In einigen Fällen kann sogar die Anwendung von speziellen Sonnenschutzmitteln für Tiere sinnvoll sein.

Insgesamt wird deutlich, dass die Förderung eines gesunden Lebensstils auch bei Haustieren ein zukunftsweisender und integraler Bestandteil der Tumorprävention ist. Ernährung, Bewegung, Gewichtskontrolle und Umweltschutz bilden die Basis einer ganzheitlich orientierten Vorsorgestrategie, die nicht nur das Tumorrisiko senken, sondern auch das Leben der Tiere insgesamt gesünder, aktiver und lebenswerter gestalten kann. Die tierärztliche Beratung spielt dabei eine Schlüsselrolle, um Tierhalterinnen und Tierhalter über diese Zusammenhänge aufzuklären, individuell zugeschnittene Empfehlungen auszusprechen und eine Gesundheitskultur zu fördern, die nicht nur auf Behandlung, sondern vor allem auf Prävention ausgerichtet ist.

9.3 Genetisches Screening bei Zuchttieren

Ein besonders wirksamer, jedoch häufig unterschätzter Hebel in der langfristigen Tumorprävention liegt in der züchterischen Steuerung. Zahlreiche onkologische Erkrankungen bei Hunden und Katzen zeigen eine klare rassespezifische Häufung, was auf genetisch fixierte Prädispositionen innerhalb bestimmter Populationen hinweist. Diese Muster sind nicht zufällig, sondern Ausdruck langjähriger Zuchtpraktiken, bei denen äußere Merkmale, Temperament oder Leistungskriterien im Vordergrund standen, während genetische Belastungen – insbesondere für komplexe Erkrankungen wie Tumoren – häufig unbeachtet blieben oder erst zu spät erkannt wurden. In einer modernen, gesundheitsorientierten Zuchtstrategie ist es daher von zentraler Bedeutung, genetisch bedingte Risiken frühzeitig zu erkennen, gezielt gegenzusteuern und damit die Tumorinzidenz in betroffenen Rassen nachhaltig zu senken.

Zu den Tumorerkrankungen mit ausgeprägter rassespezifischer Häufung zählen unter anderem Mastzelltumoren beim Boxer, Osteosarkome bei großen Rassen wie der Deutschen Dogge, dem Rottweiler oder dem Irish Wolfhound sowie maligne Lymphome, die gehäuft bei Golden Retrievern, Labradoren oder Berner Sennenhunden auftreten. Auch histiozytäre Sarkome zeigen bei bestimmten Rassen eine überdurchschnittlich hohe Prävalenz, was auf rezessiv oder polygen vererbte genetische Varianten hindeutet. Solche Krankheitsbilder treten häufig bereits in relativ jungem Alter auf und sind mit hoher biologischer Aggressivität sowie eingeschränkter Therapieoption verbunden. Die gezielte Identifikation prädisponierter Zuchttiere ist daher ein zentraler Schritt zur Verringerung dieser Krankheitslast im Gesamtbestand.

Moderne molekulargenetische Testverfahren eröffnen in diesem Kontext neue Möglichkeiten. Durch gezieltes Screening auf bekannte Mutationen oder genetische Risikofaktoren lassen sich Trägertiere identifizieren, noch bevor klinische Symptome in Erscheinung treten. Besonders in betroffenen Rassen, bei denen bereits etablierte genetische Marker bekannt sind – etwa für bestimmte Formen des B-Zell-Lymphoms bei Golden Retrievern oder für histiozytäre Sarkome beim Berner Sennenhund – kann der gezielte Ausschluss solcher Tiere aus der Zucht maßgeblich zur Reduktion der Krankheitsinzidenz beitragen. Die Kombination aus genetischem Screening und sorgfältiger

Zuchtauswahl erlaubt es, nicht nur betroffene Tiere, sondern auch asymptomatische Genträger von der Weiterzucht auszuschließen und somit die Verbreitung schadhafter Allele innerhalb der Population systematisch einzudämmen. Die Umsetzung dieser Strategie erfordert jedoch ein koordiniertes Vorgehen aller beteiligten Akteure. Zuchtvereine müssen bereit sein, genetische Gesundheitskriterien verbindlich in ihre Zuchtordnungen zu integrieren und die Teilnahme an Screeningprogrammen als verpflichtenden Bestandteil einer verantwortungsvollen Zuchtpolitik zu etablieren. Tierärztinnen und Tierärzte übernehmen dabei eine beratende, diagnostische und aufklärende Rolle, indem sie Züchter über verfügbare Testverfahren, deren Aussagekraft und die Konsequenzen der Testergebnisse informieren. Halterinnen und Halter tragen ihrerseits Verantwortung, indem sie gezielt Zuchten unterstützen, die auf genetische Vielfalt, Gesundheitsprävention und Langlebigkeit Wert legen – und sich bewusst gegen Anbieter wenden, bei denen ästhetische Kriterien oder kurzsichtige Interessen dominieren.

Neben dem gezielten Ausschluss von Genträgern können auch breiter angelegte Maßnahmen zur genetischen Diversifizierung innerhalb der Rassen einen positiven Beitrag leisten. Enger Inzuchtkoeffizient, übermäßige Linienzucht oder die wiederholte Verwendung einzelner populärer Deckrüden („popular sire effect") erhöhen nicht nur das

Risiko rezessiver Erbkrankheiten, sondern auch die genetische Fixierung tumorassoziierter Mutationen. Eine strukturierte, auf genetischer Vielfalt basierende Zuchtpolitik kann diesen Effekt abschwächen und die Resilienz der Population gegenüber multifaktoriell bedingten Krankheiten wie Krebs verbessern.

Langfristig führt die Integration genetischer Gesundheitskriterien in die Zuchtpraxis nicht nur zur Gesunderhaltung einzelner Tiere, sondern trägt zu einer nachhaltigen Reduktion tumorerblicher Krankheitsbilder in der gesamten Population bei. Diese präventive Wirkung entfaltet sich über Generationen und ist daher ein zentraler Baustein in einer vorausschauenden, verantwortungsvollen Veterinärmedizin. Die Zuchtlenkung wird damit von einer traditionell selektiven Disziplin zu einem strategischen Instrument moderner Tumorprävention – getragen von interdisziplinärer Zusammenarbeit, wissenschaftlicher Transparenz und einem gemeinsamen ethischen Selbstverständnis zum Wohle zukünftiger Generationen von Haustieren.

9.4 Aufklärung und Schulung der Tierhalter

Ein informierter und geschulter Tierhalter ist ein zentraler Partner in der Prävention von Tumorerkrankungen. Viele Tumoren könnten in einem früheren Stadium erkannt oder ihr Auftreten ganz verhindert werden, wenn Tierhalter über Risikofaktoren, Frühsymptome und

Vorsorgemaßnahmen aufgeklärt wären. Tierärzte sollten daher proaktiv über Krebserkrankungen informieren und geeignete Materialien zur Verfügung stellen – sei es in Form von Beratungsgesprächen, Broschüren, Online-Informationen oder Vorträgen.

Ein besonderes Augenmerk sollte auf die Sensibilisierung für subtile Veränderungen gelegt werden. Das frühzeitige Erkennen von Schwellungen, veränderten Hautarealen, Appetitlosigkeit oder ungewöhnlichem Verhalten ist nur möglich, wenn der Tierhalter weiß, worauf zu achten ist. Auch der Umgang mit unklaren Befunden, die Bedeutung regelmäßiger Nachsorge und die Notwendigkeit einer rechtzeitigen tierärztlichen Abklärung sollten thematisiert werden.

Aufklärung bedeutet auch, Mythen und Fehlvorstellungen zu begegnen – etwa über die angebliche „Krebsgefahr durch Impfungen", die unkritische Verwendung alternativer Heilmittel oder überzogene Erwartungen an bestimmte Therapien. Ein sachlicher, vertrauensvoller Dialog stärkt die Gesundheitskompetenz der Halter und trägt entscheidend zur erfolgreichen Prävention bei.

10. Forschung und Zukunftsperspektiven in der Veterinäronkologie

Die Veterinäronkologie ist ein Fachbereich, der sich in einem dynamischen Wandel befindet. Technologische Innovationen, molekularbiologische Erkenntnisse, neue Therapieformen und die zunehmende Verflechtung mit der Humanmedizin eröffnen Perspektiven, die noch vor wenigen Jahrzehnten undenkbar schienen. Dabei ist die Tiermedizin nicht länger nur ein Anwendungsfeld bestehender Therapien, sondern entwickelt sich zunehmend zu einem eigenständigen, forschungsgetriebenen Wissenschaftsbereich.

Die künftige Entwicklung der Krebstherapie bei Haustieren wird maßgeblich davon abhängen, inwieweit es gelingt, wissenschaftliche Erkenntnisse in die Praxis zu überführen, interdisziplinäre Kooperationen zu stärken und gleichzeitig den Bedürfnissen von Tier, Halter und Gesellschaft gerecht zu werden.

10.1 Aktuelle Studienlage und translationaler Forschungsstand

Die aktuelle Studienlage in der Veterinäronkologie ist von einer bemerkenswerten Dynamik geprägt, die sowohl in der Breite als auch in der Tiefe der wissenschaftlichen Forschung sichtbar wird. In einem Feld, das über viele Jahre hinweg im Schatten der humanmedizinischen Onkologie stand, lässt sich nun eine klare Tendenz zur Aufwertung erkennen. Zahlreiche tiermedizinische Hochschulen, universitäre Forschungseinrichtungen und privatwirtschaftlich organisierte Pharmaunternehmen investieren zunehmend in die Entwicklung neuer diagnostischer Verfahren, therapeutischer Substanzen und individualisierter Behandlungskonzepte. Damit einher geht eine deutliche Professionalisierung des Fachgebiets, das sich von einer rein klinisch geprägten Disziplin zu einer molekularbiologisch fundierten, translational orientierten Wissenschaftsrichtung entwickelt.

Im Zentrum dieser Entwicklung steht der sogenannte translationale Ansatz – ein methodisches Konzept, das darauf abzielt, grundlegende Erkenntnisse aus der Molekularbiologie, Zellforschung und Genetik in konkrete klinische Anwendungen zu überführen. Dieses Prinzip ermöglicht eine Brücke zwischen Labor und Klinik, zwischen experimenteller Grundlagenforschung und tiermedizinischem Alltag. Besonders bemerkenswert ist hierbei, dass die Veterinäronkologie nicht nur von humanmedizinischen Entwicklungen profitiert, sondern zunehmend auch als eigenständige Quelle innovativer Therapiekonzepte wahrgenommen wird.

Ein paradigmatisches Beispiel für diese erfolgreiche Translation ist die Erforschung und Anwendung von Tyrosinkinaseinhibitoren bei Mastzelltumoren des Hundes. Diese Tumoren zählen zu den häufigsten malignen Hautneoplasien bei Hunden und weisen in vielen Fällen Mutationen im sogenannten c-kit-Gen auf, das für einen Rezeptor-

Tyrosinkinase kodiert. Diese Mutation führt zu einer konstitutiven Aktivierung des Signalwegs, der das Tumorwachstum fördert. Medikamente wie Toceranib oder Masitinib, die ursprünglich im Rahmen der humanmedizinischen Krebsforschung entwickelt wurden, konnten in tiermedizinischen Studien an Hunden mit spontan auftretenden Mastzelltumoren erfolgreich getestet und in die klinische Praxis übernommen werden. Die hohe biologische Ähnlichkeit dieser spontanen Tumoren zu vergleichbaren humanmedizinischen Krankheitsbildern macht Hunde und Katzen zu besonders wertvollen Modellen für die präklinische und klinische Erprobung neuer Substanzen. Anders als in der klassischen Laborforschung, wo Tumoren künstlich induziert werden, spiegeln diese spontanen Neoplasien die Komplexität realer Krankheitsverläufe, genetischer Heterogenität und Immuninteraktionen authentisch wider.

Auch im Bereich der Immunonkologie hat die veterinärmedizinische Forschung in den letzten Jahren signifikante Fortschritte erzielt. Die Entwicklung tumorvakzinologischer Ansätze, etwa Impfstoffe gegen maligne Melanome bei Hunden, markiert einen entscheidenden Schritt in Richtung biologisch individualisierter Krebstherapien. Diese Impfstoffe zielen darauf ab, das Immunsystem des Tieres gezielt gegen Tumorantigene zu aktivieren, um eine anhaltende und spezifische Immunantwort zu erzeugen. Parallel dazu werden Immunmodulatoren erforscht, die in die Interaktion zwischen Tumor und Immunsystem eingreifen, etwa durch Blockade immunsuppressiver Mechanismen oder durch Verstärkung zytotoxischer Reaktionen. Ein weiteres innovatives Feld ist die Anwendung autologer Zelltherapien, bei denen immunologisch aktive Zellen des Patienten – etwa dendritische Zellen oder T-Zellen – ex vivo manipuliert und anschließend erneut verabreicht werden, um eine gezielte Antitumorantwort zu induzieren.

Diese Entwicklungen zeigen, dass die Veterinärmedizin zunehmend nicht nur Mitnutzer, sondern aktiver Mitgestalter innovativer Therapiekonzepte ist. Die wachsende Bedeutung von Haustieren als Modellorganismen für die vergleichende Onkologie hat dazu geführt, dass die tiermedizinische Forschung auch in der Humanmedizin zunehmend Beachtung findet. In Zeiten, in denen personalisierte Medizin, immunologische Verfahren und molekulare Zielstrukturen den Standard moderner Krebstherapie bilden, stellt die Veterinäronkologie ein hochrelevantes, praxisnahes und ethisch vertretbares Forschungsfeld dar, das einen integralen Beitrag zur onkologischen Innovation leistet.

Darüber hinaus ist die zunehmende Etablierung von multizentrischen Studiennetzwerken und standardisierten Datenbanken ein Indikator für die Professionalisierung der veterinäronkologischen Forschung. Interdisziplinäre Zusammenarbeit, strukturierte Studiendesigns und die Integration klinischer und molekularbiologischer Parameter ermöglichen heute eine Datenqualität, die international anschlussfähig ist. Damit wird nicht nur die Aussagekraft einzelner Studien erhöht, sondern auch die Grundlage für evidenzbasierte Therapieempfehlungen geschaffen, die den Anforderungen moderner Tiermedizin gerecht werden.

Insgesamt lässt sich feststellen, dass die veterinäronkologische Forschung gegenwärtig eine Phase tiefgreifender Transformation durchläuft. Sie profitiert dabei nicht nur von den Fortschritten der Humanmedizin, sondern entwickelt zunehmend eigene, tierartspezifische Innovationspfade. Die enge Verzahnung von Grundlagenforschung, klinischer Anwendung und translationaler Wissenschaft eröffnet ein breites Spektrum therapeutischer Möglichkeiten, die in Zukunft sowohl die Prognose krebskranker Tiere verbessern als auch einen wertvollen Beitrag zur vergleichenden Onkologie leisten können.

10.2 Integration von KI, Big Data und molekularer Diagnostik

Die Digitalisierung eröffnet der Veterinäronkologie völlig neue Möglichkeiten. Durch die Integration von Künstlicher Intelligenz und Big-Data-Analysen können heute riesige Datenmengen aus Patientenakten, genetischen Analysen, Bildgebung und Therapieergebnissen systematisch ausgewertet und in praxisrelevante Entscheidungsalgorithmen überführt werden. So entstehen Prognosemodelle, die eine präzisere Einschätzung des Krankheitsverlaufs ermöglichen und individualisierte Therapievorschläge generieren.

Die molekulare Diagnostik nimmt in diesem Zusammenhang eine Schlüsselrolle ein. Durch die Analyse von Tumor-DNA, RNA-Expressionsprofilen, Epigenetik und Proteinmarkern kann die Biologie eines Tumors wesentlich besser verstanden werden. Die Entwicklung von „liquid biopsies" – also der Nachweis zirkulierender Tumorbestandteile im Blut – eröffnet perspektivisch sogar die Möglichkeit einer nichtinvasiven, frühzeitigen und dynamisch überprüfbaren Diagnose.

Auch im Bereich der Bildgebung führt die Kombination mit KI zu neuen Standards: Bildauswertungsprogramme erkennen subtile Veränderungen früher und genauer als das menschliche Auge und können beispielsweise Metastasen oder infiltratives Wachstum automatisch quantifizieren. Diese technischen Fortschritte versprechen nicht nur mehr Objektivität, sondern auch eine Verbesserung der Reproduzierbarkeit tiermedizinischer Entscheidungen.

10.3 Entwicklung innovativer Therapieansätze

Die fortschreitende Entwicklung neuer therapeutischer Ansätze in der Veterinäronkologie spiegelt die wachsende Komplexität und Innovationskraft dieses Fachgebiets wider. Parallel zu den Fortschritten in der Diagnostik haben sich auch die Therapieoptionen in bemerkenswerter Weise diversifiziert und erweitert. Neben klassischen Verfahren wie Chirurgie, Strahlentherapie und Chemotherapie treten zunehmend moderne, biologisch orientierte Methoden in den Vordergrund, die auf zellulärer, genetischer und molekularer Ebene ansetzen. Diese neuen Strategien zielen nicht nur auf die direkte Tumorbekämpfung, sondern auch auf die Aktivierung körpereigener Abwehrmechanismen, die Modulation des Mikromilieus und die langfristige Stabilisierung des onkologischen Gleichgewichts.

Ein besonders zukunftsträchtiger Ansatz ist die zellbasierte Therapie, bei der Immunzellen gezielt zur Tumorbekämpfung eingesetzt werden. In der Humanmedizin haben sogenannte CAR-T-Zellen – genetisch modifizierte T-Lymphozyten, die mit chimären Antigenrezeptoren ausgestattet sind – bereits bahnbrechende Erfolge bei bestimmten Leukämie- und Lymphomformen erzielt. Auch in der tiermedizinischen Forschung laufen erste Studien, in denen diese Technik auf spontane Tumoren bei Hunden und Katzen übertragen wird. Ziel ist es, patienteneigene Immunzellen außerhalb des Körpers zu aktivieren, genetisch umzuprogrammieren und anschließend wieder zuzuführen, um eine gezielte Immunantwort gegen die Tumorzellen zu erzeugen. Die autologe Zelltherapie, bei der nicht notwendigerweise genetische Veränderungen vorgenommen werden, sondern Immunzellen – beispielsweise dendritische Zellen oder T-Zellen – durch Antigenkontakt stimuliert und dem Tier erneut infundiert werden, gilt dabei als besonders vielversprechend. Diese individualisierte Therapieform hat den Vorteil, dass sie exakt auf das immunologische Profil des einzelnen Tieres zugeschnitten werden kann und dabei potenziell eine hohe Effektivität bei guter Verträglichkeit aufweist.

Parallel zu diesen zellbasierten Verfahren wird auch die Kombination unterschiedlicher Therapieformen im Rahmen multimodaler Protokolle intensiv erforscht. Dabei zeigt sich in zahlreichen Studien, dass die Kombination aus chirurgischer Tumorentfernung, anschließender Immuntherapie und ergänzender Strahlentherapie häufig zu besseren Ergebnissen führt als jede Einzelmaßnahme für sich allein. Die Synergieeffekte dieser integrierten Behandlungskonzepte beruhen darauf, dass unterschiedliche Angriffspunkte genutzt, systemische Streuherde kontrolliert und die immunologische Erkennung von Tumorzellen verbessert werden können. Unterstützt werden solche Strategien durch neue Technologien in der Arzneimittelverabreichung: liposomale Trägersysteme ermöglichen eine gezielte Freisetzung von Wirkstoffen am Ort des Geschehens, nanotechnologische Vehikel verbessern die Bioverfügbarkeit schwer löslicher Substanzen und lokal applizierbare Wirkstoffdepots ermöglichen eine anhaltende, minimalinvasive Medikamentenfreisetzung mit reduziertem Nebenwirkungsprofil.

Ein weiterer vielbeachteter Trend liegt in der Entwicklung diätetischer Interventionen, die nicht nur begleitend zur Therapie, sondern auch als eigenständige Maßnahme zur Beeinflussung des Tumorstoffwechsels eingesetzt werden sollen. Grundlage dieser Konzepte ist die Erkenntnis, dass Tumorzellen oft eine veränderte Energiegewinnung aufweisen – etwa eine erhöhte Glykolyse auch unter Sauerstoffbedingungen („Warburg-Effekt") – und damit auf bestimmte Nährstoffe besonders empfindlich reagieren. Krebsdiäten, die etwa kohlenhydratarm und fettreich zusammengesetzt sind, sollen diese metabolischen Besonderheiten ausnutzen, um das Wachstum von Tumorzellen zu hemmen und das gesunde Gewebe zu stärken. Obwohl diese Ansätze vielversprechend erscheinen, ist die Studienlage in der Tiermedizin bislang noch nicht einheitlich, sodass eine Anwendung stets kritisch geprüft und individuell angepasst werden sollte.

Ergänzend dazu finden auch phytomedizinische Substanzen verstärkt Eingang in die onkologische Forschung. Naturstoffe wie Curcumin, Artemisinin oder Resveratrol zeigen in vitro und in tierexperimentellen Studien antitumorale, entzündungshemmende und antioxidative Eigenschaften. Ihre genaue Wirkweise, optimale Dosierung und klinische Relevanz beim Hund und bei der Katze sind jedoch Gegenstand laufender Forschung, da die bisherigen Ergebnisse teilweise widersprüchlich ausfallen und standardisierte Präparate bislang kaum verfügbar sind. Dennoch bieten diese Stoffe ein interessantes Potenzial als ergänzende Therapiebestandteile, insbesondere im Rahmen integrativer Behandlungskonzepte, die schulmedizinische und naturheilkundliche Elemente miteinander verbinden.

Insgesamt lässt sich festhalten, dass die Therapie von Tumorerkrankungen bei Haustieren gegenwärtig in eine neue Phase eintritt, die durch biologische Präzision, individuelle Anpassung und technologische Innovation gekennzeichnet ist. Die Zukunft der Veterinäronkologie liegt nicht mehr ausschließlich in der aggressiven Tumorbekämpfung, sondern zunehmend in der intelligenten Modulation biologischer Prozesse, der Stärkung körpereigener Abwehrsysteme und der gezielten Kombination unterschiedlich wirksamer Therapiesäulen. Diese Entwicklung eröffnet nicht nur neue therapeutische Möglichkeiten, sondern erfordert auch ein Umdenken in Diagnostik, Planung und Kommunikation – hin zu einer ganzheitlichen, wissenschaftlich fundierten und individuell ausgerichteten tiermedizinischen Onkologie.

10.4 Interdisziplinäre Zusammenarbeit mit der Humanmedizin

Ein besonders dynamischer Bereich ist die zunehmende Verzahnung zwischen humanmedizinischer und veterinärmedizinischer Onkologie. Diese interdisziplinäre Kooperation folgt dem sogenannten One-Health-Ansatz, der davon ausgeht, dass die Gesundheit von Mensch und Tier eng miteinander verbunden ist. Hunde und Katzen mit spontanen Tumorerkrankungen gelten inzwischen als wertvolle Modelle für die Entwicklung neuer Therapien beim

Menschen, insbesondere weil sie ähnliche Umweltbedingungen, Immunantworten und Krankheitsverläufe aufweisen.

In großen internationalen Forschungsnetzwerken arbeiten Veterinärmediziner, Humanmediziner, Pharmakologen, Molekularbiologen und Bioinformatiker gemeinsam an der Entwicklung neuer Medikamente, Impfstoffe und Diagnostikverfahren. Tierkliniken fungieren dabei nicht nur als Behandlungszentren, sondern zunehmend auch als Forschungsstandorte mit klinischen Studien, Biobankprogrammen und molekulargenetischen Datenbanken.

Für die Veterinärmedizin eröffnet sich dadurch die Möglichkeit, direkt an medizinischer Innovation teilzuhaben – nicht nur als Empfänger humanmedizinischer Entwicklungen, sondern auch als aktiver Mitgestalter. Die Einbindung in interdisziplinäre Projekte stärkt die Qualität der tierärztlichen Versorgung, fördert den wissenschaftlichen Fortschritt und trägt zur gesellschaftlichen Anerkennung der Veterinärmedizin als eigenständige Forschungsdisziplin bei.

11. Rechtliche und versicherungsrelevante Rahmenbedingungen

Die Diagnose und Behandlung von Krebserkrankungen bei Haustieren werfen nicht nur medizinische und ethische Fragen auf, sondern betreffen auch eine Reihe rechtlicher und versicherungsbezogener Aspekte. Diese betreffen unter anderem die Aufklärungspflicht und Einwilligung der Tierhalter, die zivilrechtliche Haftung des Tierarztes, die Abrechnung und Kostentragung durch Tierkrankenversicherungen sowie die Dokumentation und, in Ausnahmefällen, auch Meldepflicht bestimmter Erkrankungen. In der Praxis werden diese Fragestellungen oftmals erst dann virulent, wenn es zu Komplikationen, Therapieabbrüchen oder Missverständnissen kommt. Umso wichtiger ist es, dass Tierärztinnen und Tierärzte sowie Tierhalter über die rechtlichen Rahmenbedingungen gut informiert sind.

11.1 Haftungsfragen im Zusammenhang mit Diagnostik und Therapie

Die zivilrechtliche Haftung von Tierärztinnen und Tierärzten ist international unterschiedlich geregelt, weist jedoch in vielen Rechtssystemen gemeinsame Grundzüge auf. In Deutschland, Österreich und der Schweiz gelten Tiere juristisch als „Sachen besonderer Art" beziehungsweise als „bewegliche Sachen mit besonderem Schutzstatus". Daraus folgt, dass die tierärztliche Behandlung grundsätzlich nach den Regeln über Dienstleistungen erfolgt, die sach- und fachgerecht zu erbringen sind, ohne dass ein Erfolg – im Sinne einer Heilung oder vollständigen Wiederherstellung – geschuldet ist. Die Tierärztin oder der Tierarzt haftet demnach nur für Fehler bei der Durchführung der Behandlung (Behandlungsfehler), nicht aber für deren Ausgang, sofern die Sorgfaltspflicht gewahrt wurde.

In Frankreich ist die rechtliche Einordnung von Tieren seit der Reform des Zivilgesetzbuchs im Jahr 2015 differenzierter gefasst. Tiere gelten gemäß *Article 515-14 Code civil* nicht mehr ausschließlich als Sachen, sondern als „Lebewesen mit Empfindungsvermögen" (*êtres vivants doués de sensibilité*), wobei sie jedoch weiterhin dem Sachrecht unterstehen, sofern keine spezielleren Bestimmungen existieren. Die zivilrechtliche Haftung des Tierarztes orientiert sich an der allgemeinen Berufshaftung gemäß *Code de la santé publique* und *Code civil*. Auch hier besteht eine Pflicht zur fachgerechten Durchführung, nicht aber zur Heilung. Fehlerhafte Diagnosen, mangelhafte Aufklärung oder unsachgemäße Behandlungen können jedoch eine deliktische oder vertragliche Haftung begründen.

In Spanien gelten Tiere gemäß dem Zivilgesetzbuch (*Código Civil*) weiterhin formal als Sachen (*bienes muebles*), allerdings ist auch hier in jüngster Zeit eine Tendenz zur Reform im Sinne eines verbesserten Tierschutzes erkennbar. Seit der Gesetzesreform 17/2021 vom Dezember 2021 wird Tieren ein besonderer Schutzstatus als „empfindungsfähige

Lebewesen" eingeräumt. In Bezug auf die veterinärmedizinische Haftung wird das Vertragsverhältnis meist als Dienstleistungsvertrag interpretiert, ähnlich wie in Deutschland. Die Tierärztin oder der Tierarzt schuldet dabei eine fachlich korrekte Leistung, nicht aber einen Behandlungserfolg. Haftungsgrundlagen können aus Vertragsverletzung (*incumplimiento contractual*) oder aus unerlaubter Handlung (*responsabilidad extracontractual*) resultieren.

In Italien wird im *Codice Civile* das Tier weiterhin als bewegliche Sache (*bene mobile*) betrachtet, allerdings gibt es zunehmend normative und gerichtliche Anerkennungen des Tiers als Mitgeschöpf mit besonderem Schutzanspruch. Die tierärztliche Haftung orientiert sich am Dienstvertrag nach *Art. 2222 ff. Codice Civile*. Auch hier gilt: Die Tierärztin oder der Tierarzt haftet nicht für den Misserfolg der Behandlung, sondern nur für fehlerhafte Ausführung, etwa durch mangelnde Sorgfalt, fehlerhafte Diagnose oder unsachgemäße Nachsorge. Darüber hinaus kann bei schwerwiegenden Pflichtverletzungen auch eine deliktische Haftung nach *Art. 2043 Codice Civile* in Betracht kommen.

Im angloamerikanischen Rechtsraum, insbesondere im Vereinigten Königreich und in den Vereinigten Staaten, wird das Tier ebenfalls als Eigentum (*property*) behandelt. Die tierärztliche Haftung basiert dort typischerweise auf dem Vertragsrecht (*contract law*) sowie dem Deliktsrecht (*tort law*). Tierärztinnen und Tierärzte sind verpflichtet, mit der gebotenen Sorgfalt und Fachkenntnis zu handeln, wie sie von einem „reasonably competent practitioner" erwartet wird. Eine Verpflichtung zum Heilerfolg besteht auch hier nicht. In Fällen nachgewiesener Fahrlässigkeit (*negligence*), unterlassener Aufklärung oder fehlerhafter Behandlung kann jedoch eine zivilrechtliche Haftung bestehen. In den USA ist darüber hinaus auch das *informed consent* – also die umfassende Aufklärung des Tierhalters über Risiken und Alternativen – ein zentraler Aspekt in der Haftungsbeurteilung. In Einzelfällen kann die Haftung auch Schadensersatz für emotionale Belastung oder immaterielle Schäden umfassen, wobei dies je nach Bundesstaat unterschiedlich streng gehandhabt wird.

Im Bereich der Onkologie bestehen erhöhte Anforderungen an die Aufklärung über Risiken, Nebenwirkungen und Erfolgsaussichten. Kommt es etwa durch eine Chemotherapie zu schweren Nebenwirkungen oder infolge eines chirurgischen Eingriffs zu Komplikationen, stellt sich die Frage, ob der Tierarzt sorgfältig aufgeklärt, richtig dokumentiert und im Rahmen des tierärztlichen Standards gehandelt hat. Eine fehlerhafte Diagnose, eine unzureichende Therapieüberwachung oder die fehlerhafte Wahl eines Medikaments kann haftungsrechtliche Konsequenzen nach sich ziehen, wenn dadurch das Tier geschädigt wurde und eine Sorgfaltspflichtverletzung nachweisbar ist.

Besonders heikel sind Situationen, in denen ein Behandlungsverzicht mit dem Tod des Tieres einhergeht oder eine Therapie fortgesetzt wurde, obwohl ein palliativmedizinischer Ansatz angebrachter gewesen wäre. Hier wird auch die Frage der Zumutbarkeit und der ethischen Abwägung relevant, was eine fundierte medizinische und rechtlich abgesicherte Kommunikation mit dem Tierhalter umso dringlicher macht.

11.2 Rolle der Tierkrankenversicherung bei onkologischen Erkrankungen

Die Tierkrankenversicherung hat in den letzten Jahren erheblich an Bedeutung gewonnen, insbesondere im Bereich kostspieliger Diagnostik und Langzeittherapie. Viele Anbieter übernehmen die Kosten für Operationen, Medikamente, bildgebende Verfahren und sogar Chemotherapien – allerdings nur, sofern die versicherten Leistungen nicht durch spezielle Ausschlüsse begrenzt sind. Tumorerkrankungen werden in manchen Policen explizit als versicherte Ereignisse benannt, in anderen wiederum durch pauschale Ausnahmeregelungen teilweise oder vollständig vom Leistungsumfang ausgeschlossen.

Für Tierhalter ist es daher essenziell, bereits vor Abschluss einer Versicherung die Bedingungen genau zu prüfen. Dazu gehören unter anderem Wartezeiten, Obergrenzen pro Jahr oder Behandlung, Selbstbeteiligungen sowie Einschränkungen bei Vorerkrankungen oder genetisch prädisponierten Rassen. Bei bereits diagnostizierten Tumorerkrankungen ist ein Neuabschluss einer Versicherung in der

Regel nicht mehr möglich, sodass sich Vorsorge auch in finanzieller Hinsicht frühzeitig lohnen kann.

Für Tierärztinnen und Tierärzte bedeutet die Zusammenarbeit mit Versicherungsgesellschaften eine zusätzliche administrative Aufgabe. Gleichzeitig kann sie aber auch die Therapieentscheidungen positiv beeinflussen, da durch finanzielle Absicherung ein größerer Spielraum für hochwertige Behandlungen besteht. Eine transparente Kommunikation über zu erwartende Kosten, Leistungsgrenzen der Versicherung und mögliche Folgebehandlungen ist unerlässlich, um Missverständnisse und Frustrationen auf Seiten der Halter zu vermeiden.

11.3 Aufklärungspflichten und Einwilligung der Halter

Die Aufklärung des Tierhalters über die geplante Therapie, ihre Erfolgsaussichten, Risiken, Nebenwirkungen und Alternativen ist nicht nur eine medizinisch-ethische Verpflichtung, sondern auch ein rechtlich geschützter Bestandteil der Behandlung. Nur wenn der Tierhalter auf Grundlage umfassender Information in die Maßnahme einwilligt, ist der Eingriff rechtlich zulässig.

Besonders bei onkologischen Behandlungen ist die Aufklärung häufig komplex, da die Abwägung zwischen Nutzen und Risiko nicht immer eindeutig ist. Der Tierarzt muss erläutern, welche diagnostischen Schritte erforderlich sind, welche therapeutischen Optionen bestehen, welche Belastungen auf das Tier zukommen und wie hoch die Kosten voraussichtlich sein werden. Auch die Möglichkeit eines Therapieabbruchs, die Bedeutung der Lebensqualität und die Entscheidung zur palliativen Begleitung oder Euthanasie sollten im Vorfeld besprochen werden.

11.4 Dokumentations- und Meldepflichten bei bestimmten Tumoren

Die Dokumentation der Diagnostik, Therapie und Verlaufsbeobachtung ist ein zentrales Element veterinärmedizinischer Sorgfaltspflicht. Sie dient der Nachvollziehbarkeit ärztlicher Entscheidungen, dem rechtlichen Selbstschutz, der Qualitätssicherung und der Möglichkeit, Krankheitsverläufe im Sinne der Wissenschaft auszuwerten. Insbesondere bei komplexen Erkrankungen wie Krebs ist eine detaillierte Dokumentation des klinischen Bildes, der Diagnoseschritte, Laborbefunde, Bildgebung, Therapieplanung, Medikationsverlaufes und der Kommunikation mit dem Halter unverzichtbar.

Eine generelle Meldepflicht für Tumorerkrankungen besteht in den meisten europäischen Ländern bislang nicht. Dennoch gibt es Ausnahmen: So unterliegen zum Beispiel bestimmte virale Tumoren (etwa durch Papillomviren oder Leukoseviren verursachte Erkrankungen) in Einzelfällen einer Meldepflicht, etwa im Nutztierbereich oder bei grenzüberschreitendem Tierverkehr. Auch bei klinischen Studien, bei der Teilnahme an Biobanken oder in der Zusammenarbeit mit onkologischen Forschungsdatenbanken können freiwillige oder projektbezogene Meldepflichten bestehen.

Die Digitalisierung tierärztlicher Praxen bietet hier große Chancen: Elektronische Patientenakten, standardisierte Diagnosedokumentation und digitale Schnittstellen zu Forschungseinrichtungen können die Qualität der Dokumentation steigern und langfristig zur besseren Erfassung onkologischer Erkrankungen im Tierbestand beitragen.

12. Zukunftsaussichten und neue Heilungsmethoden

Die Behandlung von Krebserkrankungen bei Haustieren befindet sich an der Schwelle zu einem grundlegenden Wandel. Neue wissenschaftliche Erkenntnisse aus der Molekularbiologie, Zellforschung, Genetik, Medizintechnik und Immunologie eröffnen nicht nur innovative Therapieansätze, sondern verändern auch das Verständnis von Tumorbiologie und Krankheitsverlauf. Was vor wenigen Jahrzehnten als unheilbar galt, ist heute in vielen Fällen kontrollierbar, und aus einer rein palliativ orientierten Tiermedizin entwickelt sich zunehmend eine kurativ und individualisiert agierende Onkologie. Die Zukunft der Krebsbehandlung bei Haustieren wird geprägt sein von Integration, Präzision und biologischer Tiefe.

Ein zentrales Element dieser Entwicklung ist die zunehmende Individualisierung von Therapien. Anstelle standardisierter Protokolle, die unabhängig vom individuellen Tumorprofil angewendet werden, tritt die gezielte Behandlung auf Grundlage molekularer Merkmale. Die genetische Analyse des Tumorgewebes – auch bekannt als Tumorprofiling – ermöglicht die Identifikation mutationsspezifischer Angriffspunkte. Dadurch können gezielte Medikamente verabreicht werden, die ausschließlich in Tumorzellen eingreifen, ohne das gesunde Gewebe zu schädigen. Solche Ansätze sind bereits bei Mastzelltumoren erfolgreich in den klinischen Alltag überführt worden und werden künftig bei einer Vielzahl weiterer Tumorarten Anwendung finden.

Ein weiterer vielversprechender Bereich ist die Immunonkologie. Hierbei wird das körpereigene Immunsystem aktiviert oder gezielt gelenkt, um Tumorzellen zu erkennen und zu zerstören. Während klassische Immunstimulation bereits in Form von Tumorvakzinen und Immunmodulatoren eingesetzt wird, richtet sich der wissenschaftliche Fokus zunehmend auf komplexere Strategien wie Checkpoint-Inhibitoren, dendritische Zelltherapien oder CAR-T-Zellen. Besonders bei Hunden mit malignen Lymphomen oder Melanomen zeigen erste Studien positive Ergebnisse, wenngleich viele dieser Verfahren noch im experimentellen Stadium sind.

Auch die Gentherapie gewinnt an Bedeutung. Durch gezielte Veränderung genetischer Informationen innerhalb der Tumorzellen oder des umgebenden Gewebes sollen Wachstumsprozesse gestoppt, Apoptosemechanismen reaktiviert oder Resistenzmechanismen ausgeschaltet werden. Die Schwierigkeit liegt bislang in der präzisen Steuerung und sicheren Applikation dieser Techniken, doch die Fortschritte im Bereich viraler Vektoren und Nanotechnologie machen eine Anwendung in der tiermedizinischen Onkologie in naher Zukunft plausibel.

Die regenerative Medizin bietet ergänzende und teilweise überlappende Ansätze. Stammzellbasierte Verfahren werden zunehmend nicht nur zur Unterstützung geschädigter Gewebe nach intensiver Therapie, sondern auch zur Modulation von Immunantworten oder als Träger regenerativer Wachstumsfaktoren untersucht. Diese Technologien ermöglichen potenziell eine Kombination aus Tumorreduktion und Gewebeheilung, was insbesondere für stark invasive oder operativ belastende Tumorformen relevant ist.

Technologische Innovationen wie Robotik, 3D-Druck, personalisierte Implantate und intraoperative Navigation könnten chirurgische Eingriffe in Zukunft präziser, gewebeschonender und besser kontrollierbar machen. Gerade bei schwer zugänglichen Tumoren im Schädelbereich, in der Wirbelsäule oder im Beckenbereich eröffnet die Verbindung bildgesteuerter Operationstechnik mit maschineller Assistenz eine neue Dimension der Machbarkeit.

Neben der Therapie wandeln sich auch die Ansätze zur Früherkennung und Verlaufskontrolle. Der Einsatz sogenannter „liquid biopsies", also der Analyse zirkulierender Tumor-DNA im Blut, verspricht eine frühzeitige Diagnose, die Erkennung minimaler Resterkrankungen nach Therapie sowie die Echtzeitbeobachtung von Resistenzentwicklungen. Auch die Kombination von Bildgebung mit künstlicher Intelligenz – etwa zur automatisierten Detektion von Metastasen – wird künftig eine entscheidende Rolle in der onkologischen Überwachung spielen.

Die Digitalisierung der Veterinärmedizin insgesamt wird auch die Zukunft der Onkologie entscheidend mitbestimmen. Cloudbasierte Patientenakten, interaktive Therapieprotokolle, KI-gestützte Entscheidungsbäume und global vernetzte Forschungsdatenbanken werden die Qualität, Konsistenz und Evidenzbasierung der Behandlung deutlich verbessern. Besonders die interdisziplinäre Zusammenarbeit – etwa zwischen Pathologen, Internisten, Chirurgen und Onkologen – kann durch digitale Tools effizienter, zeitnäher und ortsunabhängiger gestaltet werden.

Zukunftsweisend ist schließlich auch der gesellschaftliche Wandel im Verhältnis zu Haustieren. Die Bereitschaft vieler Halter, komplexe und auch kostenintensive Therapien in Anspruch zu nehmen, wächst stetig. Dies schafft die Grundlage für Investitionen in neue Verfahren, den Ausbau tieronkologischer Spezialzentren und die Etablierung klinischer Studienstrukturen innerhalb der Veterinärmedizin. Parallel dazu ist aber auch die ethische Diskussion notwendig, wie weit eine Behandlung gehen darf, wann Lebensqualität Vorrang vor Lebensverlängerung haben sollte und welche Maßstäbe für tiergerechtes Handeln im Zeitalter der Hochtechnologie gelten sollen.

Insgesamt lässt sich festhalten, dass die Zukunft der Krebstherapie bei Haustieren von tiefgreifenden wissenschaftlichen, technologischen und sozialen Veränderungen geprägt sein wird. Die Grenzen zwischen kurativer und palliativer Medizin, zwischen Forschung und Praxis, zwischen tier- und humanmedizinischer Onkologie verschwimmen zunehmend. Dies eröffnet neue Chancen – aber auch neue Verantwortlichkeiten. Die Tiermedizin steht damit vor der Aufgabe, ihre onkologischen Möglichkeiten nicht nur weiterzuentwickeln, sondern auch klug, verantwortungsvoll und mit Empathie einzusetzen.

13. Schlussbemerkung

Die Auseinandersetzung mit Krebserkrankungen bei Haustieren führt unweigerlich an die Schnittstelle von moderner medizinischer Wissenschaft, praktischer Tiermedizin, ethischem Bewusstsein und emotionaler Bindung zwischen Mensch und Tier. Sie ist damit mehr als eine technische oder diagnostische Herausforderung – sie ist Ausdruck einer Haltung, die das tierische Leben in seiner Verletzlichkeit, aber auch in seiner Würde ernst nimmt.

Im Verlauf dieses Werkes wurde deutlich, dass die tiermedizinische Onkologie sich nicht länger auf die Erkennung und Behandlung vereinzelter Tumorformen beschränkt, sondern zu einem eigenständigen, interdisziplinären Fachgebiet herangewachsen ist. Sie vereint biologische Grundlagenforschung mit hochentwickelter Bildgebung, chirurgischer Präzision, medikamentöser Vielfalt und immunologischer Raffinesse. Gleichzeitig verlangt sie ein tiefes Verständnis für die individuellen Verläufe, für das Wesen des Tieres, für die Belastbarkeit der Halter und für die Dynamik einer Krankheit, die sich nicht schematisch kontrollieren lässt.

Die Erkenntnisse aus der Tumorbiologie und der molekularen Tiermedizin haben uns gelehrt, dass Krebs kein monolithisches Geschehen ist, sondern ein vielschichtiger Prozess, der sich aus genetischen, epigenetischen, hormonellen und umweltbezogenen Faktoren zusammensetzt.

Die Vielfalt der klinischen Erscheinungsbilder spiegelt diese Komplexität ebenso wider wie die unterschiedlichen Reaktionen auf therapeutische Interventionen. Kein Tumorverlauf gleicht dem anderen, und keine Behandlung kann sich ausschließlich auf Statistik stützen – sie muss sich stets am konkreten Fall, am konkreten Tier, an seinem Verhalten und seiner Biografie orientieren.

Zugleich wurde deutlich, dass trotz aller Fortschritte in Diagnostik und Therapie die Lebensqualität des Tieres immer im Zentrum stehen muss. Die tierärztliche Onkologie darf nicht zum Selbstzweck einer immer aufwendigeren Medizin werden, sondern muss ihre Methoden stets daran messen, ob sie Leiden lindern, Würde bewahren und Lebensfreude erhalten können. Diese Haltung verlangt eine neue Balance zwischen technischen Möglichkeiten und tierethischer Verantwortung – eine Balance, die sich nicht aus Lehrbüchern ergibt, sondern aus Erfahrung, Empathie und ehrlichem Gespräch mit dem Tierhalter.

Die Zukunft der veterinärmedizinischen Onkologie liegt in der Integration: der Integration von Naturwissenschaft und klinischer Praxis, von Diagnostik und Therapie, von Standardisierung und Individualisierung, von Forschung und Mitgefühl. Sie liegt in der Bereitschaft, neues Wissen aufzugreifen, aber nicht unreflektiert umzusetzen; in der Fähigkeit, Hoffnung zu ermöglichen, ohne falsche Versprechungen zu machen; und in der Weisheit, das Ende eines

Lebens nicht als Niederlage, sondern als Teil der Fürsorge zu begreifen.

So wird die Krebsbehandlung bei Haustieren auch künftig ein Spiegelbild unseres medizinischen Fortschritts und unserer moralischen Haltung sein. Ihre Qualität wird nicht nur an der technischen Brillanz, sondern auch an der Menschlichkeit gemessen, mit der sie ausgeübt wird. In diesem Sinne soll dieses Buch nicht nur Wissen vermitteln, sondern zum Nachdenken anregen – über das Tier als Patient, über die Tiermedizin als Berufung und über die Tierhalter als Teil einer Verantwortungsgemeinschaft, die weit über die medizinische Behandlung hinausreicht.

14. Literaturverzeichnis

Alvarez, F. J., & Kisseberth, W. C. (2021). *Cancer chemotherapy in small animal practice* (2nd ed.). Wiley-Blackwell.

Boston, S. E., & Ehrhart, N. P. (Eds.). (2020). *Decision making in small animal oncology.* John Wiley & Sons.

Chand Khanna, C., Lindblad-Toh, K., Vail, D. M., & London, C. A. (2020). The dog as a cancer model. *Nature Reviews Cancer*, 20(7), 543–560. https://doi.org/10.1038/s41568-020-0271-3

Cooper, T. L., & Burton, J. H. (2019). Advances in veterinary oncology. *Veterinary Clinics of North America: Small Animal Practice*, 49(5), 819–834. https://doi.org/10.1016/j.cvsm.2019.05.005

Dobson, J. M., Samuel, S., Milstein, H., Rogers, K., & Wood, J. L. N. (2002). Canine neoplasia in the UK: Estimates of incidence rates from a population of insured dogs. *Journal of Small Animal Practice*, 43(6), 240–246. https://doi.org/10.1111/j.1748-5827.2002.tb00066.x

Etienne, C., Marescaux, L., & Fournet, A. (2021). Ethics of palliative care in veterinary medicine. *Animals*, 11(5), 1428. https://doi.org/10.3390/ani11051428

Fleming, J. M., Creevy, K. E., & Promislow, D. E. L. (2011). Mortality in North American dogs from 1984 to 2004: An investigation into age-, size-, and breed-related causes of death. *Journal of Veterinary Internal Medicine*, 25(2), 187–198. https://doi.org/10.1111/j.1939-1676.2011.0695.x

Foster, R. A., & Withrow, S. J. (2020). *Withrow and MacEwen's small animal clinical oncology* (6th ed.). Elsevier.

Gieger, T. L. (2016). Alimentary lymphoma in cats and dogs. *Veterinary Clinics: Small Animal Practice*, 46(1), 89–112. https://doi.org/10.1016/j.cvsm.2015.09.006

Hahn, K. A., Richardson, R. C., Hahn, E. A., & Chrisman, C. L. (1994). Diagnostic and therapeutic advances in veterinary oncology. *Journal of the American Veterinary Medical Association*, 204(8), 1162–1165.

Henry, C. J. (2017). Cancer management in small animal practice. *Veterinary Clinics of North America: Small Animal Practice*, 47(5), 847–862. https://doi.org/10.1016/j.cvsm.2017.04.007

Knapp, D. W., Glickman, N. W., DeNicola, D. B., Bonney, P. L., Lin, T. L., & Glickman, L. T. (2000). Naturally-occurring canine transitional cell carcinoma of the urinary bladder: A relevant model of human invasive bladder cancer. *Urologic Oncology*, 5(2), 47–59. https://doi.org/10.1016/S1078-1439(99)00023-3

Marconato, L., & Zini, E. (2014). *Veterinary oncology: Clinical aspects and therapeutic perspectives*. Springer.

Mellanby, R. J., & Herrtage, M. E. (2022). *Veterinary medicine: A textbook of the diseases of cattle, horses, sheep, pigs and goats* (12th ed.). Elsevier.

Modiano, J. F., Breen, M., Burnett, R. C., Parker, H. G., Inusah, S., Thomas, R., Avery, P. R., Avery, A. C., & Lindblad-Toh, K. (2005). Distinct B-cell and T-cell lymphoproliferative disease prevalence among dog breeds indicates heritable risk. *Cancer Research*, 65(13), 5654–5661. https://doi.org/10.1158/0008-5472.CAN-04-4613

Moore, A. S., & Ruple, A. (2022). Translational oncology in veterinary medicine. *Veterinary Sciences*, 9(3), 129. https://doi.org/10.3390/vetsci9030129

Polton, G. A., Brearley, M. J., Powell, S. M., & White, R. A. S. (2005). Impact of primary tumour stage on survival after surgery for canine mammary carcinoma. *Journal of Small Animal Practice*, 46(9), 429–434. https://doi.org/10.1111/j.1748-5827.2005.tb00272.x

Sørensen, M. A., & Kristensen, A. T. (2015). The future of veterinary oncology: Genomics and beyond. *Veterinary Journal*, 205(2), 125–132. https://doi.org/10.1016/j.tvjl.2015.04.006

Vail, D. M., Thamm, D. H., & Liptak, J. M. (Eds.). (2020). *Withrow & MacEwen's small animal clinical oncology* (6th ed.). Elsevier.

Von Euler, H., & Egenvall, A. (2016). The Swedish veterinary cancer registry: A continuous registration of tumours in companion animals. *European Journal of Comparative Oncology*, 1(3), 81–86. https://doi.org/10.1016/j.ejco.2016.05.004

Withrow, S. J., Vail, D. M., & Page, R. L. (2013). *Withrow and MacEwen's small animal clinical oncology* (5th ed.). Elsevier.